全国中医药行业高等职业教育"十四五"规划教材

全国高等医药职业院校规划教材（第六版）

中医药历史文化基础

（第二版）

（供中医学、针灸推拿、中药学、中药材生产与加工、
中医养生保健等专业用）

主编 金虹

全国百佳图书出版单位

中国中医药出版社

·北京·

图书在版编目（CIP）数据

中医药历史文化基础 / 金虹主编 . -- 2 版 . -- 北京：
中国中医药出版社，2025. 3. --（全国中医药行业高等
职业教育"十四五"规划教材）.
ISBN 978-7-5132-9337-2

Ⅰ. R-092

中国国家版本馆 CIP 数据核字第 2025HC9922 号

融合教材服务说明

全国中医药行业职业教育"十四五"规划教材为新形态融合教材，各教材配套数字教材和相关数字化教学资源（PPT课件、视频、复习思考题答案等）仅在全国中医药行业教育云平台"医开讲"发布。

资源访问说明

到"医开讲"网站（jh.e-lesson.cn）或扫描教材内任意二维码注册登录后，输入封底"激活码"进行账号绑定后即可访问相关数字化资源（注意：激活码只可绑定一个账号，为避免不必要的损失，请您刮开序列号立即进行账号绑定激活）。

联系我们

如您在使用数字资源的过程中遇到问题，请扫描右侧二维码联系我们。

中国中医药出版社出版

北京经济技术开发区科创十三街 31 号院二区 8 号楼
邮政编码　100176
传真　010-64405721
廊坊市祥丰印刷有限公司印刷
各地新华书店经销

开本 850×1168　1/16　印张 8.75　字数 235 千字
2025 年 3 月第 2 版　2025 年 3 月第 1 次印刷
书号　ISBN 978 – 7 – 5132 – 9337 – 2

定价　38.00 元
网址　www.cptcm.com

服 务 热 线　010-64405510
购 书 热 线　010-89535836
维 权 打 假　010-64405753

微信服务号　zgzyycbs
微商城网址　https：//kdt.im/LIdUGr
官 方 微 博　http：//e.weibo.com/cptcm
天猫旗舰店网址　https：//zgzyycbs.tmall.com

如有印装质量问题请与本社出版部联系（010-64405510）

全国中医药行业高等职业教育"十四五"规划教材
全国高等医药职业院校规划教材（第六版）

《中医药历史文化基础》编委会

主　审

余曙光（成都中医药大学）

主　编

金　虹（四川中医药高等专科学校）

副主编

张　彪（遵义医药高等专科学校）　　　　李庆之（四川中医药高等专科学校）

姜力源（山东药品食品职业学院）　　　　罗红柳（重庆三峡医药高等专科学校）

编　委（以姓氏笔画为序）

任晓阳（濮阳医学高等专科学校）　　　　李小娟（江苏医药职业学院）

邱艳梅（赣南卫生健康职业学院）　　　　张　凯（安徽中医药高等专科学校）

赵　琳（四川中医药高等专科学校）　　　郭　梅（北京卫生职业学院）

黄　莉（中南大学湘雅二医院）　　　　　曾　鑫（江西中医药高等专科学校）

熊章龙（广西卫生职业技术学院）

学术秘书（兼）

赵　琳（四川中医药高等专科学校）

全国中医药行业高等职业教育"十四五"规划教材
全国高等医药职业院校规划教材（第六版）

《中医药历史文化基础》
融合出版数字化资源编创委员会

主　编

金　虹（四川中医药高等专科学校）

副主编

赵　琳（四川中医药高等专科学校）　　　　姜力源（山东药品食品职业学院）

罗红柳（重庆三峡医药高等专科学校）　　　熊章龙（广西卫生职业技术学院）

编　委（以姓氏笔画为序）

任晓阳（濮阳医学高等专科学校）　　　　　李小娟（江苏医药职业学院）

李庆之（四川中医药高等专科学校）　　　　吴宁川（四川中医药高等专科学校）

邱艳梅（赣南卫生健康职业学院）　　　　　张　凯（安徽中医药高等专科学校）

张　彪（遵义医药高等专科学校）　　　　　郭　梅（北京卫生职业学院）

曾　鑫（江西中医药高等专科学校）

前　言

　　"全国中医药行业高等职业教育'十四五'规划教材"是为贯彻党的二十大精神和习近平总书记关于职业教育工作和教材工作的重要指示批示精神，落实《中医药发展战略规划纲要（2016—2030年）》等文件精神，在国家中医药管理局领导和全国中医药职业教育教学指导委员会指导下统一规划建设的，旨在提升中医药职业教育对全民健康和地方经济的贡献度，提高职业技术院校学生的实践操作能力，实现职业教育与产业需求、岗位胜任能力严密对接，突出新时代中医药职业教育的特色。鉴于由中医药行业主管部门主持编写的"全国高等医药职业院校规划教材"（三版以前称"统编教材"）在2006年后已陆续出版第三版、第四版、第五版，故本套"十四五"行业规划教材为第六版。

　　中国中医药出版社是全国中医药行业规划教材唯一出版基地，为国家中医、中西医结合执业（助理）医师资格考试大纲和细则、实践技能指导用书，全国中医药专业技术资格考试大纲和细则唯一授权出版单位，与国家中医药管理局中医师资格认证中心建立了良好的战略伙伴关系。

　　本套教材由50余所开展中医药高等职业教育的院校及相关医院、医药企业等单位，按照教育部公布的《高等职业学校专业教学标准》内容，并结合全国中医药行业高等职业教育"十三五"规划教材建设实际联合组织编写。本套教材供中医学、中药学、针灸推拿、中医骨伤、中医康复技术、中医养生保健、护理、康复治疗技术8个专业使用。

　　本套教材具有以下特点：

　　1.坚持立德树人，融入课程思政内容和党的二十大精神。把立德树人贯穿教材建设全过程、各方面，体现课程思政建设新要求，发挥中医药文化的育人优势，推进课程思政与中医药人文的融合，大力培育和践行社会主义核心价值观，健全德技并修、工学结合的育人机制，努力培养德智体美劳全面发展的社会主义建设者和接班人。

　　2.加强教材编写顶层设计，科学构建教材的主体框架，打造职业行动能力导向明确的金教材。教材编写落实"三个面向"，始终围绕中医药职业教育技术技能型、应用型中医药人才培养目标，以学生为中心，以岗位胜任力、产业需求为导向，内容设计符合职业院校学生认知特点和职业教育教学实际，体现了先进的职业教育理念，贴近学生、贴近岗位、贴近社会，注重科学性、先进性、针对性、适用性、实用性。

　　3.突出理论与实践相结合，强调动手能力、实践能力的培养。鼓励专业课程教材融入中医药特色产业发展的新技术、新工艺、新规范、新标准，满足学生适应项目学习、案例学习、模块化学习等不同学习方式的要求，注重以典型工作任务、案例等为载体组织教学单元，有效地激发学生的学习兴趣和创新潜能。同时，编写队伍积极吸纳了职业教育"双师型"教师。

4. 强调质量意识，打造精品示范教材。将质量意识、精品意识贯穿教材编写全过程。教材围绕"十三五"行业规划教材评价调查报告中指出的问题，以问题为导向，有针对性地对上一版教材内容进行修订完善，力求打造适应中医药职业教育人才培养需求的精品示范教材。

5. 加强教材数字化建设。适应新形态教材建设需求，打造精品融合教材，探索新型数字教材。将新技术融入教材建设，丰富数字化教学资源，满足中医药职业教育教学需求。

6. 与考试接轨。编写内容科学、规范，突出职业教育技术技能人才培养目标，与执业助理医师、药师、护士等执业资格考试大纲一致，与考试接轨，提高学生的执业考试通过率。

本套教材的建设，得到国家中医药管理局领导的指导与大力支持，凝聚了全国中医药行业职业教育工作者的集体智慧，体现了全国中医药行业齐心协力、求真务实的工作作风，代表了全国中医药行业为"十四五"期间中医药事业发展和人才培养所做的共同努力，谨此向有关单位和个人致以衷心的感谢。希望本套教材的出版，能够对全国中医药行业职业教育教学发展和中医药人才培养产生积极的推动作用。需要说明的是，尽管所有组织者与编写者竭尽心智，精益求精，本套教材仍有一定的提升空间，敬请各教学单位、教学人员及广大学生多提宝贵意见和建议，以便修订时进一步提高。

国家中医药管理局教材办公室

全国中医药职业教育教学指导委员会

2024 年 12 月

编写说明

本教材系全国中医药行业高等职业教育"十四五"规划教材之一，由国家中医药管理局教材办公室统一规划，中国中医药出版社组织，在上一版的基础上编写，供中医药类高等和中等职业院校使用。

为贯彻落实党的二十大精神，以及习近平关于把马克思主义基本原理同中国具体实际相结合、同中华优秀传统文化相结合的文化思想，以国家《关于实施中华优秀传统文化传承发展工程的意见》提出"要把中华优秀传统文化引入国民教育体系"为指南，《中医药历史文化基础》教材以中医药的发展历程为线索，通过中医药在不同历史时期的社会、经济、文化背景，结合极具中华传统文化特色的哲学思想、文学艺术、饮食茶酒、体育健身、风土民俗等，揭示中华优秀传统文化对中医药发展的影响和中医药发展与中国传统文化一脉相承的关系，阐明中医药文化是中医药内在的价值观念、思维方式，以及外在的行为规范、器物形象的总结。"夫以铜为鉴，可以正衣冠；以史为鉴，可以知兴替"，在建设中华民族伟大复兴现代化强国新的历史时期，《中医药历史文化基础》把讲好中医药历史、弘扬中华优秀传统文化和民族文化自信融入立德树人、以文化人的教育之中，本教材丰富的课程思政内涵将为中医药事业守正创新发展发挥积极的引导作用。

本教材内容包括绪论和上、下两篇，保留了原结构体例，上篇"中医药学简史"和下篇"传统文化与中医药"各分为6章。其中新增了上篇第六章"近代中西汇通"；调整、补充和修订了部分章节及内容，并对第1版进行了勘误；修订了指导性的教学学时分配表，补充调整了参考文献。同时进一步提升了教材书网融合度，建设了配套融合出版数字化资源，包括更新完善了PPT课件、制作微课、在线作业及习题答案，以满足信息化教学需要。本教材适合全国中、高等职业院校中医学、针灸推拿、中药学、中药材生产与加工、中医养生保健等专业使用，也可供非医药类专业文化素质类课程教学使用。

本教材由全国11所高等医药类职业院校联合编写，编写分工如下：绪论由金虹编写；上篇中医药学简史第一章"中医药的起源"由张凯编写，第二章"秦汉时期"由李小娟编写，第三章"魏晋隋唐至五代"由张彪编写，第四章"宋金元时期"由赵琳编写，第五章"明清时期"由罗红柳编写，第六章"近代中西汇通"由李庆之编写；下篇传统文化与中医药第七章"哲学与中医药"由赵琳、黄莉编写，第八章"汉字与中医药"由任晓阳编写，第九章"数术与中医药"由李庆之、熊章龙编写，第十章"文艺与中医药"由姜力源编写，第十一章"饮食与中医药"由郭梅、邱艳梅编写，第十二章"传统体育与中医药"由曾鑫编写。成都中医药大学校长佘曙光教授为本教材主审。

　　本次教材编写工作在出版社统一领导下，全体编写人员以传播中华优秀传统文化为己任，在编写过程中保持认真负责、求真务实的科学作风，体现了团结协作、勇于探索和守正创新的良好风貌，反复商讨编写思路，精心编写，几易其稿，为读者呈现出一部更加丰富完善、立体、与时俱进的新教材。

　　本教材的编写工作得到中国中医药出版社有关部门的帮助和指导，同时还得到各参编院校的大力支持，在此一并表示感谢。受本教材编写团队专业能力水平、编写时间所限，教材难免存在诸多不足，诚挚希望各院校师生、同行和读者批评指正。

《中医药历史文化基础》编委会

2024 年 12 月

目 录

扫一扫，查阅
本章 PPT、
视频等数字资源

绪 论

【学习目标】
1. 了解文化的概念、逻辑分类和中医药文化的核心价值。
2. 熟悉中华传统文化的历史分期。
3. 明确学习《中医药历史文化基础》目的意义，树立传承弘扬中华优秀传统文化的精神。

文化是在人类社会历史实践中创造的物质财富和精神财富的总称，中国文化以天地人为整体，以人为核心，以天人合一为基本特征。中医药是中华传统文化的瑰宝，是一门源于临床实践的科学，几千年来为中华民族的生存繁衍和健康作出了重要贡献，习近平总书记指出："中医药学凝聚着深邃的哲学智慧和中华民族几千年的健康养生理念及其实践经验，是中国古代科学的瑰宝，也是打开中华文明宝库的钥匙。"从《黄帝内经》到《伤寒杂病论》，从神农尝百草到药圣李时珍的《本草纲目》，从金元四大家到明清医学流派的理论学说，从西周时期出现食医，到"药食同源"观念的广泛普及，中医药的发展历史，就是在不断与疾病斗争的过程中传承与创新的历史。中医药独特的理论体系和发展理念，在当今社会仍具有历久弥新的价值。

中医药的发展与中国传统文化一脉相承，水乳交融，休戚相关，其有关生命健康的理论和诊疗技术，成为中华优秀传统文化的重要组成部分，"中医药文化是中医药学内在的价值观念、思维方式和外在的行为规范、器物形象的总结"。从弘扬中华优秀传统文化、建立文化自信和引领民族未来的角度，学习了解博大精深的中医药历史与文化，温故知新，继往开来，发挥中医药文化知识传播、文化育人和健康服务的作用，对于培养具有传统文化素养和中国情怀、全面发展的医药卫生人才，培养中医药振兴和中华民族伟大复兴事业的建设者和接班人，都具有十分重要的现实意义。

一、中医药历史发展与文化

李安桂在《中国文化概论》中将文化定义为"文化是代表一定民族特点的，反映其理论思维水平的精神风貌、心理状态、思维方式和价值取向等精神成果的总和"。思维方式、价值观念和审美情趣构成了文化的三大核心要素，从内在逻辑上划分，文化大体可分为精神文化、物质文化、制度文化和行为文化。中医药产生于中国上古时代，传统文化既是中医学的宏观背景，也是产生中医药理论的源头和基础，中医药文化是"中华民族优秀传统文化中体现中医药本质与特色的精神文明和物质文明的总和"。

（一）源远流长的中华传统文化

中华传统文化是中国社会文化的一个重要组成部分。何谓传统？"传"，意为传授、传承、传播；《师说》"师者，所以传道授业解惑也"，是指传授；"薪火相传"是指传承；《周礼·祭统》"有善而弗知，不明也；知而弗传，不仁也"，则是指传播。"统"是统绪，是文化中可以一以贯

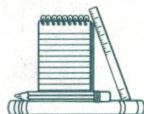

之的部分，"读书不知接统绪，虽多无益也"。因此，传统被引申为在众多因素中能够控制或总领全局的根本或关键、核心。

传统是一个历史概念，传统文化即社会文化中从历史传承延续下比较稳定的独具特色的核心体系，传统文化是历史的结晶，文化在历史中发展，传统是文化的核心。文化是人类活动的产物，人既是文化的创造者，又是文化作用的结果。中华民族是一个古老的以汉族为主体的多民族统一体，中国传统文化是中华民族文明几千年演化过程中形成的具有中华民族特质的文化，其悠久历史、博大内涵和鲜明特色，正如习近平总书记所说，"中华优秀传统文化是中华文明的智慧结晶和精华所在，是中华民族的根和魂，是我们在世界文化激荡中站稳脚跟的根基"。2019年7月，良渚古城遗址成功列入《世界遗产名录》而成为"中华文明五千年实证"，她历经数千年沧桑，在新时代焕发生机。通过在这里回望历史，中华儿女深切感悟中华民族祖先的勤劳智慧和文明之光。

1. 中国传统文化形成背景

中国传统文化的形成基于3个方面：①幅员辽阔、地理优越、季节鲜明的地理自然条件，对早期传统文化的孕育和形成起到了极为重要的作用。无论从物质方面还是精神方面，中国传统文化都是建立在农业生产的基础之上。②自给自足的自然经济，重农抑商的个体性和封闭性，形成了民风古朴和思想保守的文化特征。③血缘宗法制度是中国传统社会的基本特征，儒家学说将血缘宗法思想贯穿于整个社会生活之中，对中国传统文化的形成和发展产生了深刻而复杂的影响。

2. 中国传统文化的发展演变

中国传统文化是中国社会文化的重要组成部分，随着社会历史的发展，中国传统文化也经历了不断的发展与演变。传统文化以儒家思想为主，并与道家、佛学等思想结合，从而形成多元化的结构特征。其发展演变主要经历了以下几个时期：①先秦时期是中国几千年思想发展的源头，出现了儒家、墨家、道家、法家、阴阳家等著名学派，产生了一大批著名的思想家，出现了历史上百家争鸣的学术景象，为中国思想文化的发展起到了奠基作用。②汉代经学是汉代思想文化表现的特殊理论形态，以西汉的《诗》《书》《礼》《易》《春秋》"五经"和东汉的《孝经》《论语》为特征，合称"七经"。③魏晋玄学是儒与道结合的新思想文化形态，以《老子》《庄子》《周易》"三玄"为主题，对后世国人精神世界及其生活情趣的陶冶产生了深刻的影响。④隋唐佛学与儒家文化融合为中国特色的佛学思想，并与儒、道共同构成了中国传统文化的主体。⑤宋明理学的诞生，是以程颢（hào）、程颐、朱熹为代表的新儒学，标志着儒学思想体系进入系统化和理论化的成熟形态。⑥清代实学体现了中国文化的衰落与革新，表现出三大特点：一是以黄宗羲、顾炎武和王夫之"三先生"为代表的启蒙思想开始兴起；二是以《西游记》《红楼梦》《聊斋志异》等为代表的文学艺术表现出强烈的反叛精神；三是对传统文化的总结，出现了对先秦以来文献的整理研究，以及编撰类书和辞书。

随着大航海时代的来临，传教士带来的西方文化与中国文化碰撞僵持，面对已经开始的人类科技革命，清政府思想封闭，观念保守，教育落后，导致知识不能更新，科技不能发展，成为中国近代文化发展停滞的重要原因。直到鸦片战争，西方用炮火打开了中国的国门，清政府才如梦初醒，正如近代学者陈寅恪所说："华夏民族之文化，历数千载之演进，造极于赵宋之世，后渐衰微，终必复振。"

（二）中医药文化的核心思想

《黄帝内经》说："人生于地，悬命于天。"提出遵天理、行天道，以天地格局规范人的思想

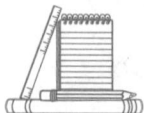

及生活。中国古代文化强调的是以文化人，注重人文化成，这既是文化的重要特征，也是中国文化的重要特征，而中国传统文化以儒家文化为主干，以道家和佛教文化为支脉，在历史长河中蜿蜒流淌；中医药蕴含着中国传统文化的基本要素，是古老的传统知识体系中一门全方位融入中国传统文化、引领哲学思维方式、体现生命健康价值的学科，体现了人文与科学、医学与哲学的结合。因此，中医药文化根植于深厚的中国传统文化沃土，是中国传统文化不可缺少的一部分，它融入了中国社会与生活，与百姓的衣食住行密切相关。由历史形成的文化模式会深刻影响人们的社会行为方式，特别是以哲学、宗教、道德和伦理为核心内容的思想文化，其中蕴含着世代相传的思维方式、价值观念，以及行为准则等，会形成根深蒂固的"文化基因"。

1. 尊重自然，以人为本

人是世界上的特殊生命体，被称为宇宙精华，为万物之灵。孔子创立了先秦诸子中最具影响力的以"仁"为核心的儒家学说，它把人与天地相提并论，称为"三才"，把"爱人"作为维系人与人之间和谐关系的根本。以人为本的人文精神所形成的"贵身"观念，对于医学健康和养生理念至关重要，体现了对生命的尊重和重视，是人文精神的基本点和出发点，同时对医学道德观的形成也起到了积极作用。"医者仁心"，医学被称为仁术，正是因为"医为性命之学，生成之主，道大任钜"。

2. 天人合一的整体观

以老子、庄子为代表的道家认为，"道"是世界的本原，"道"为天地之母，化生了天地万物。"天人合一"的整体趋同思维，把人、社会和自然视为一个整体，强调人与自然的统一、人的行为与自然的协调、道德理性与自然的一致。"人法地，地法天，天法道，道法自然"，天道自然的法则是人类生存的法则，代表着中国传统文化的世界观，也是认识事物的方法论。《黄帝内经》提出以自然为中心、人与自然互感，以及整体观念，奠定了中医学的理论基础。天人合一的整体观，将人体内外视为密切联系的有机体，产生了阴阳五行、藏象、经络、子午流注等学说。

3. 中庸和谐共生

"礼"是孔子提出的一个重要思想。礼包含了秩序、规矩、纲纪和修身治国的行为规则，儒家的中庸之道作为一种系统的思维模式，是在整体思维和辩证思维的基础上体现中和思维。所谓"适度"，就是无论什么都要避免"过与不及"，保持不偏不倚。中医的水火互济、阴阳平衡等理论，可运用到生理、病理、方药、治疗和养生等各方面，都强调人与自然的和谐、机体内外的平衡、脏腑的协调及气血的和顺。

中医药契合了人类对健康和文明的美好愿景，中医药文化价值观、认知思维模式和行为方式这三大核心，充分体现了中医药不仅是一种医疗技术，更是一种文化，代表了人与自然和谐、身心和谐、脏腑经络的和谐，以及对生命全周期终极关怀的至高境界。

（三）新时代中医药文化传承与守正创新

毛泽东同志说："中国医药学是一个伟大的宝库，应当努力发掘，加以提高。"党和国家历来重视中医药事业的发展。自1950年召开的第一届全国卫生工作会议开始，"面向工农兵，预防为主，团结中西医"就成为新中国卫生工作的方针；1982年，"发展现代医学和我国传统医学"写入了宪法；2007年，党的十七大提出"中西医并重"，"扶持中医药和民族医药事业的发展"。2012年，党的十八大报告强调"支持中医药事业传承创新发展"，2017年《中华人民共和国中医药法》正式颁布实施，具有划时代的意义；党的十九大提出了"坚持中西医并重，传承发展中医药事业"，党的二十大报告明确提出"促进中医药传承创新发展"。

党的十八大以来，党中央坚持把文化建设摆在治国理政的突出位置，2017年1月《关于实施中华优秀传统文化传承发展工程的意见》印发，2023 年 10 月，全国宣传思想文化工作会议首次提出习近平文化思想，坚持把马克思主义基本原理同中国具体实际相结合、同中华优秀传统文化相结合。习近平总书记从战略和全局的高度，概括了中医药的科学地位和在促进人类健康福祉中的重要作用，提出"继承好，发展好，利用好"的要求，为振兴和发展中医药事业指明了前进的方向，中共中央、国务院印发的《中医药发展战略规划纲要（2016—2030）》《"十四五"中医药发展规划》《关于促进中医药传承创新发展的意见》是新时代传承发展中医药的思想武器和行动指南。遵循"传承精华、守正创新"的要求，中医药作为国家独特的卫生资源，也将成为潜力巨大的经济资源、原创的科技资源、优秀的文化资源和重要的生态资源。

1. 立足中华优秀传统文化，弘扬中医药核心价值

文化是一个国家、一个民族的灵魂。"泱泱中华，历史何其悠久，文明何其博大，这是我们的自信之基、力量之源。"中华优秀传统文化已经成为中华民族的文化基因，根植在中国人内心，潜移默化影响着中国人的思想方式和行为方式。党的十九大报告指出："要深入挖掘中华优秀传统文化蕴含的思想观念、人文精神、道德规范，结合时代要求继承创新，让中华文化展现出永久魅力和时代风采。没有高度的文化自信，没有文化的繁荣兴盛，就没有中华民族伟大复兴。"

"对历史最好的继承就是创造新的历史，对人类文明最大的礼敬就是创造人类文明新形态。"《关于实施中华优秀传统文化传承发展工程的意见》提出要把中华优秀传统文化引入国民教育体系；强调用中华优秀传统文化滋养文艺创作，把中华优秀传统文化融入新的社会生活。中国科学院院士韩启德说："从文化层面，哲学层面来看，中医文化是独立的，我们要有更强的文化自信，只有充分了解，深刻认识中国文化，才能把中医阐述得更好。"在传统的基础上继承才能发展，而发展才是继承的目标。中医药的文化精髓要得以继承，并且能与时俱进地创造和创新，就必须从理论上对传统文化的历史渊源、内涵特点、发展脉络、现实意义及传承方式等进行全面系统的发掘，使中华儿女对中华文化获得更广泛的认知与认同，为中医药感到自豪和荣耀。

20 世纪 60 年代开始，出现了诸如生态失衡、环境恶化、能源短缺、淡水资源匮乏等"全球性问题"，意味着人类以工业文明为主导的发展理念遇到了严重危机和挑战，当代社会日益凸显的一个困境就是社会信任危机问题，从文化理念层面说正是戡天役物的取向和物欲过度扩张，才造成了人与自然、人与人之间的对抗性矛盾。

中国传统文化秉持中庸之道，通过"天人合一""以义制利"的理念和原则，以和谐发展的世界观和方法论重新达成"技术"与"艺术"的统一，才有可能避免人对自然的"僭越"、道德信仰的缺失，为摆脱人类生存困境和社会信任危机提供可能的解决方案。以中医原创思维，按照中医自身规律形成中医专科分化，积极汲取现代医学和科技，推动当代中医药学的发展，如细菌感染性疾病因抗生素的不合理应用导致了细菌耐药的世界性难题，就是在坚持规范抗菌素治疗的同时，以中医药的原创理论开创中医药改善耐药性、提高"自愈力"，最终提升抗菌素疗效和减少耐药细菌的典型例子，充分体现了中医药为 21 世纪人类健康希望和出路贡献的中国智慧。

2. 中医药文化服务健康中国

随着社会文明发展和人类生存环境的变化，人类疾病谱和健康观念发生明显转变，"回归自然，返璞归真"成为社会共识。"中国特色社会主义文化，源自于中华民族五千多年文明历史所孕育的中华优秀传统文化"，《备急千金要方》曰"人命至重，有贵千金"，尊生贵生思想贯穿在衣食住行以及养生等诸多方面，体现中医药文化与国人文化生活密切相关：端午节、重阳节、

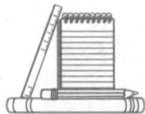

春节等传统节日，二十四节气等民俗观念已深深烙上了中医药色彩。儒家倡导"仁者寿，智者乐"，道家则倡导"平生""达生""卫生""享生"等理论，强调人与自然、人与社会的和谐共处，体现了重视自然和社会环境对疾病的影响，与尊重、顺应和保护自然的生态文明内涵一致，2016年，中国的"二十四节气"被正式列入联合国非遗名录，2020年中国风靡全球的"太极拳"被列入人类非物质文化遗产代表作名录，这反映了中医药理论的本质与中国传统文化有着密切的渊源关系及时代的认同，更是连接过去与未来、传统与现代的文化纽带。

中医药从宏观、系统、整体角度认识健康与疾病的发生发展规律，在诊疗方面重视整体，通过辨证论治恢复"阴平阳秘"的健康状态，突出预防保健"治未病"，在重大慢病防治和新突发传染病防治中，越来越显示出独特的优势和作用。

"没有全民健康，就没有全民小康"，实施《健康中国2030规划纲要》，提升国民健康素养，发挥中医药在健康中国宏伟蓝图中病有所医、老有所养的作用。以中医养生调整亚健康状态、控制疾病相关危险因素，发挥以人为本、人与自然和谐相处的科学发展观，将防治疾病战略"前移"和重点"下移"，对疾病亚健康进行治疗和调整，达到维护健康的目的，在延长生命的同时，可达到提高生存质量的目的。中医药疗效确切，预防保健作用独特，符合社会大众的健康消费需求，符合公共卫生和基本医疗服务的要求，截至2023年底，全国共有中医类医院6175个。

2016年全国卫生与健康大会强调："坚持中医药并重，推动中医药和西医药相互补充，协调发展，努力实现中医药健康养生文化的创造性转化、创新性发展。"习近平总书记对中医药作出重要指示："充分发挥中医药防病治病的独特优势和作用，为建设健康中国、实现中华民族伟大复兴的中国梦贡献力量"，2023年2月，国务院办公厅印发《中医药振兴发展重大工程实施方案》，明确指出中医药是我国重要的卫生、经济、科技、文化和生态资源，传承创新发展中医药是新时代中国特色社会主义事业的重要内容，是中华民族伟大复兴的大事，提出要围绕国家战略需求及中医药重大科学问题，布局一批中医药科技创新重点项目和关键技术装备项目，加强中医药科技创新体系建设，提升传承创新能力，加快推进中医药现代化。中医药现代化是"健康中国"的必然要求，中医药必将为当代医学贡献中国智慧，肩负人民幸福、民族复兴的伟大使命，为实现伟大的中国梦作出新的贡献。

3. 中医药走向世界的新征程

世界卫生组织2003年制定了新的《全球传统医学战略规划》，在《迎接21世纪的挑战》报告中指出："21世纪的医学，不应该继续以疾病为主要研究领域，应当以人类的健康作为医学的主要研究方向"。传承几千年的中医药学是科学与人文的结合，蕴含着深厚的科学内涵、原创理论体系和原创性思维，具有引领生命科学未来发展的巨大潜力。如何适应中国特色社会主义现代化建设，对接大健康产业的需求，服务国家战略，迎接国际挑战，是时代赋予中医药的使命，也是我们面临新一轮科技革命和产业变革的重大课题。

真正的科学代表普遍真理，真正的科学无国界。阿基米德说："如果给我一个支点，我能举起地球"。现代生物技术、信息技术等交叉学科发展迅猛，大数据云计算技术带来的新理念、新思维，为我们从系统和整体层面揭示中医药调控人体生命活动的规律带来了新的希望和可能，通过深入认识中医药复杂体系与人体生命复杂体系的交互作用，诠释四气五味、升降沉浮理论、归经及配伍理论，经典名方与中药大品种的药理理论，方剂配伍理论；对中医药理论内涵的科学阐释，如中药复方药效物质基础等难题的破解，将解决制约中医药发展的深层瓶颈，有可能在未来医学和生命科学发展的重大问题上取得突破，建立新的医学模式，形成新的学科前沿。

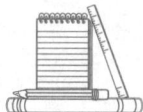

2015 年青蒿素问鼎诺贝尔医学奖，就是中医药发掘历史文献，从古代医药典籍中汲取营养，原创思维和现代科技形成的原创成果最好例证。中国中医科学院屠呦呦研究团队从《肘后备急方》"青蒿一握，以水二升，绞取汁，尽服之"获得创新灵感，采用现代工艺提取出青蒿素，是中医药献给世界的一份礼物，为挽救无数疟疾患者生命作出了巨大贡献，既是现代科技发掘中医药伟大宝库取得的重大成果，也是继承发扬中医药的成功范例，更是中医药传承创新走向世界的成功范例。

新冠疫情时，中医药不仅全面参与中国疫情防控救治，也积极助力全球疫情防控。据不完全统计，中国已向 150 多个国家和地区介绍中医药诊疗方案，向 10 多个有需求的国家和地区提供中医药产品，选派中医专家赴 29 个国家地区帮助指导抗疫。2022 年 4 月，世界卫生组织发布了《世界卫生组织中医药救治新冠肺炎专家评估会报告》。国际标准化组织成立中医药技术委员会（ISO/TC249）；已制定颁布了 89 项中医药国际标准；已有近 20 篇中药、针灸的临床研究成果在 JAMA、Annals of Internal Medicine 等国际知名期刊发表，得到国内外学术界的认可，也显示了传统中医药的实力和国际话语权。

中医药已经传播到世界 183 个国家和地区，"一带一路"沿线 9 个国家已建立了中医中心，并且有 7 所中医孔子学院，中国政府高度重视中医药"走出去"、"助力'一带一路'，服务民众健康"。在"一带一路"沿线国家讲好中国故事，弘扬中国优秀传统文化，发挥中医药在人文交流中的作用，展示中华传统文化的魅力和活力，增进在国际传统医学领域的影响力和话语权，促进中医药在全世界范围内更广泛、更深入和更高层次的发展，为构建人类命运共同体、促进人类健康和人类和平事业的发展作出贡献中医药的智慧和力量。

二、学习中医药历史与文化的现实意义

教材是传播知识的主要载体，体现着一个国家、一个民族的价值观念体系，是老师教学、学生学习的重要工具。教材要坚持马克思主义中国化要求，体现国家和民族基本价值观，体现人类文化知识积累和创新成果。《中医药历史文化基础》以中医药的发展历程为线索，从中医药在不同历史时期的社会、经济、文化等背景下探讨中国社会文化对中医药发展的影响和相互关系，并且以极具中华传统文化特色的哲学思想、文学艺术、饮食茶酒、体育健身、风土民俗等角度为切入点，不仅对历代中医药成就进行系统介绍，而且加深对中医药文化与中华传统文化同宗同源的认识和了解，通过中华优秀传统文化教育，阐述讲仁爱、重民本、守诚信、崇正义、尚和合、求大同的时代价值，培育和践行社会主义核心价值观，落实立德树人根本任务，让中华优秀传统文化基因代代传承。

哲学家罗素曾指出，如果说西方文化的优点和长处是它的科学，那么中国文化的优点和长处则是它的健全的人生观。

《中医药历史文化基础》一书的编写，初衷在于架起一座中医药的"术"与文化的"道"之间的桥梁，使学生能够不断得到中国传统文化源头活水的滋养，增强对中医药专业的认同感，同时培养中医思维，为学习专业课打下基础。这对于增强文化自信、理想信念、医学生人文素质和专业素质的培养，也将起到固本培元、凝心聚力的重要作用。

（一）学习中医药历史文化知识，拓展人文教育和专业教育视野

中国传统文化是中医药赖以根植的深厚沃土，缺乏文化的修养及支持，继承及发展好中医药是不可能的事。"传统医学是优秀传统文化的载体"，中医药学是多学科交叉的综合学科，既是中华传统文化的重要组成部分，又是传统文化的一种特殊表现形式，同时还会丰富和发展成

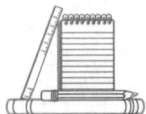

为优秀的传统文化。

古代著名诗人屈原的诗"采三秀兮于山间，石磊磊兮葛蔓蔓"，其中"三秀"是中药灵芝的别称；汉乐府中"莫莫高山，深谷逶迤；晔晔紫芝，可以疗饥"，描述了灵芝自然的生态和最初的食用；《雷公炮炙论》（雷敩 xiào，420—497）记述了中药材为增强疗效，减轻毒副作用，改变药性，必须经过炮制，其过程是物理化学的制药过程；沈括（1031—1095）在《苏沈良方》中记载了药物炼制的秋石制剂，认为秋石实为世界上最早的人工合成性激素，该书被李约瑟博士誉为"中国科学史上的坐标"。通过这些古代史籍和文学作品，让学生从中获取鲜活的中医药历史与文化资源，起到"饮水思源"、增进专业思想和寓教于乐的作用；围绕历史事件和人物，了解它们对传统医学发展的意义，评价其对人类社会的影响，博古而达今，从而培养学生"知行合一"，具有对当代医学的独立思考和批判精神。因此，学习中医药历史文化与学习研究中医药科学两者密不可分，相得益彰，加强中医药文化传承教育，培养学生中医思维，开展中医药经典能力等级考试，建立早跟师、早临床的学习制度，是培养中医药特色人才及拔尖创新复合型人才、推进中医药现代化的重要举措。

（二）阐明中医药历史发展与文化内涵，提升学生职业素养和职业精神

在中医药学发展的历史长河中，中药学一直是与中医医疗活动融合发展的，这充分体现了医、药不分家。本草学家首先都是医学家，古往今来，概莫能外。"大学之道，在明明德，在亲民，在止于至善"，"医乃仁术""孔子仁学造就了古代名医"，中医药"大医精诚"的思想集中体现了"医、术、心"，这与尊重生命、医者仁心、精益求精的医学精神是相通的，其精神实质与现代社会医学观念是一致的。立德树人是教育也是医学的培养目标，文化是人的全面发展的"方向标"，中医教育自古以来强调人文和科学并重，现代中医药教育应重视传统文化在培养造就当代名医名家中的特殊作用。《黄帝内经》提出"圣人不治已病治未病，不治已乱治未乱"；唐代医学家孙思邈在《黄帝内经》的基础上，将其总结归纳为"上医医国，中医医人，下医医病；上医医未病之病，中医医欲病之病，下医医已病之病"。中医治病是治人，关系到人的心理、信念和修养，将中医传统文化蕴含的完美理念进行呈现并应用，体现了医学的社会价值。中医体现的不仅是治病的医术，而且还是治人的医道，中医关注的不仅是治"人的病"，而且更关注治"病的人"。

源浚者流长，根深者叶茂。马伯英在《中国医学文化史》中说，"中医学在历史上之所以能健康苗壮成长，是因为她依凭的中华文化主干是健康强大的"，中医药学在中华民族传统文化的背景下成长、发展和成熟起来，融入了传统文化中哲学、易学、天文学、气象学、地理学、生物学、人体学、心理学及语言文学等多学科知识体系，成为中华传统文化枝繁叶茂大树的枝叶，蕴含着极其丰厚的思想、理论、知识，以及行为活动中所体现的传统人文精神。党的十八大提出 24 字社会主义核心价值观，习近平总书记强调，一定要把社会主义核心价值观跟中华优秀传统文化连在一起，培育和弘扬社会主义核心价值观必须立足中华优秀传统文化。2017 年，国家《关于实施中华优秀传统文化传承发展工程的意见》特别提出，把中华优秀传统文化传承贯穿于国民教育始终，全方位融入学校教育。高校开设传统文化课程，改变把大学生人文素质教育仅仅作为一种知识化教育的现状，将人文素质教育集中到以经典教育为主体，立足修身做人为核心，以传统文化核心价值观促进学生世界观、人生观和价值观的形成和完善。每年的 8 月 19 日，中国医师节开展中医药文化活动，彰显人文精神、传承医者仁心。名医扁鹊、医圣张仲景、神医华佗、药王孙思邈和药圣李时珍等前辈医家不朽的成就、成功的经验、为医学献身的精神和高尚的医德，是激励医学生树立远大理想的榜样和动力，有助于学生更好地明确中医药学类专

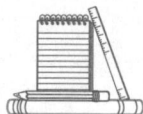

业的职责和道德规范。

（三）传授中医药文化的理论基础，培养学生唯物辩证的哲学思维

爱因斯坦说："如果把哲学理解为在最普遍和最广泛的形式中对知识的追求，显然哲学就可以被认为是全部科学研究之母。"中医理论用哲学的"阴阳"解释人体组织结构，解释生理和病理变化，用"五行"特征分解脏腑之间的联系。阴阳五行理论是指导疾病诊断与治疗的根本，中医五运六气和子午流注学说则引入了传统天文学和历法知识。中医药"治未病"观与现代"以预防为中心"的医学观高度契合；中医药注重因人、因时、因地制宜的个性化诊疗与现代精准医学重视个体差异不谋而合，因此中医药是自然科学与人文科学的融合。

葛洪在《抱朴子·杂应》中说"为道者，莫不兼修医术"，明代医学家张介宾《医经附翼·医易义》中认为"阴阳虽备于《内经》，而变化莫大乎《周易》"。面对《周易》《老子》《论语》和《孟子》，其深邃的哲理让我们感叹"道之大者，拟于天地，配于四海"。古人用"上医医国"来表达医者治理国家的人格追求，历史上许多志士仁人也将行医救国作为理想抱负；"医者意也"表达了医学的思维方式；"用药如用兵"表达了临床中医学的行为心理。我国著名哲学家张岱年指出："文化的演变与哲学思想的演变有密切的联系。想了解中国文化，必须了解中国哲学。"中国传统文化对于科学研究具有普遍的指导意义，对中医药科学的研究发展意义重大，中医经典巨著《黄帝内经》就是集阴阳五行、相术、养生、人体、气象等学术之大成，"读经典，跟明师，做临床"，就是中医药几千年的生命力所在。《现代中医体质学》《中医养生学》《中医气象学》《中医康复学》等著作，都是对传统中医药历史文化的传承与发展，中医药理论体系有其独特的思维方式，从中医药历史文化中寻求根本，学习了解古人的思维模式和解决问题的方法，可为《中医基础理论》《中医诊断学》《中药学》《方剂学》等专业课程的学习奠定基础。

在实现第二个百年奋斗目标的历史发展新时代和新起点，中医药发展也迎来了天时、地利、人和的大好时机，举国上下掀起认识、学习和研究中医药的热潮。唯有真实继承才能发展，唯有发展才能真正继承。面对现代生物医学的发展和挑战，中医药原创理论丰富的文化内涵还需进一步提炼，对中国传统医学直观的、经验的生态医学系统以现代生物学的理论方法进行阐述，兼容并蓄，吸收和借鉴世界各国优秀文化。年青一代的医学生，应深刻认识到中医药现代化是医学发展的必然要求，是中医药传承与创新协同发展的核心问题，当胸怀中国梦，志存高远，肩负起中华民族伟大复兴的历史重任，"以行求知、以知促行，真正做到知行合一"，通过科学研究阐释中医药对人体、疾病、药物的本质规律和科学内涵，探索科技创新，驱动中医药传承及现代化发展，在践行中医药弘扬健康文化、普及健康生活、优化健康服务、完善健康保障和健康环境中建功立业。

复习思考题

1. 文化的三大核心要素是什么？

2. 我国二十四节气传统节日有哪些？举例说明在生活中传统节日风俗与中医药的联系。

3. 谈谈你对"中医药不仅是一种医疗技术，更是一种文化"的认识和理解。

扫一扫，查阅
复习思考题
答案

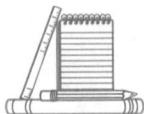

上篇　中医药学简史

第一章　中医药的起源

扫一扫，查阅本章 PPT、视频等数字资源

【学习目标】
　　1. 熟悉中国早期的经验医学。
　　2. 了解中医药的起源与文明的萌生之间的联系。

人类医疗活动伴随着生命而来，它的发生发展离不开人类的生产和生活实践。远古时期，生活环境和生活条件较为恶劣，人类必须与自然界展开艰苦的斗争，从而求取生存。随着生产力逐步提高、生存条件逐渐改善，从而产生了早期的人类文明，也在实践中产生了早期的医药文明。医学起源是一个漫长的过程，史学家们对此提出了许多不同的见解，有神创说、巫源说、动物本能说、圣贤创医说等，虽各有论据，但又各有偏颇。中国是医药文化发祥最早的国家之一，但中医学与其他古文明的医学一样，起源始终混沌难明，伴随早期卫生保健与医事制度伊始，从对人体和疾病的认识开始，到对药物认知及其发明应用的过程，诞生了中医药对疾病的诊断和治疗。

第一节　远古文明与中医药的起源

一、文明的萌生

（一）火的使用

旧石器时代中晚期，人类已经掌握了摩擦取火的方法，并广泛应用于改善自身生活环境和饮食卫生条件。火的使用对医药卫生的发展有着重要作用。《韩非子·五蠹》曰："上古之世……民食果蓏蚌蛤，腥臊恶臭，而伤害腹胃，民多疾病。"《礼纬含文嘉》载："燧人始钻木取火，炮生为熟，令人无腹疾，有异于禽兽，遂天之意，故谓燧人。"一方面，火将食物加工为熟食，又扩大了食物来源。熟食可增加食欲，缩短消化过程，减少消化道疾病和寄生虫病的发生，增强营养，改善体质，从而延长寿命。另一方面，火的使用改善了原始人的居住条件，特别是对洞穴的防潮和取暖有着重要意义，增强了人类的抗病能力，对防治骨关节疾病起着重要作用。此外，火的使用，对灸法、热熨、烧灼止血等医疗技术的产生和发展提供了可能。

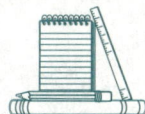

人类最早用火的遗址

　　山西芮城县西侯度村附近的西侯度遗址，是目前中国境内最古老的一处旧石器时代遗址，距今大约 180 万年。遗址中出土 32 件石制品和若干烧骨，是目前中国最早的人类用火证据。1988 年，西侯度遗址被定为全国重点文物保护单位。

（二）衣着的改善

　　早期人类以兽皮、树叶为衣，《礼记·礼运》记载："昔者先王……未有麻丝，衣其羽皮。"到了旧石器时代晚期，已经能通过石刀、骨针等工具缝制衣物。山顶洞文化遗址出土的一枚骨针，针孔残缺，残长 82 毫米，针身微弯，磨制光滑，经研究被认为是用于缝纫的；到了新石器时代，骨针、骨锥已大量使用；浙江余姚河姆渡遗址发现了原始的织机零件，西安半坡村遗址发现了印有布纹的陶片和陶钵。这些都表明人类已经能纺线织布，缝制布衣。

　　衣服的发明和演进，扩展了人类的生存空间，不仅增强了在生产、狩猎过程中对人体的保护，减少了外伤，还增强了人体对恶劣气候的适应能力，能有效抵御外界气候变化引起的致病因素，减少了疾病的发生，是人类卫生保健史上的又一进步。

（三）居住条件的改善

　　原始社会初期，人类以自然洞穴为栖身之所，随着人口的增加，为了保护自身免受风雨和野兽的侵袭，原始人走出洞穴，建造栖身之所，逐渐产生了"巢居"和"穴居"。《礼记·礼运》载："昔者先王未有宫室，冬则居营窟，夏则居橧巢。"《韩非子·五蠹》亦有记载："上古之世，人民少而禽兽众，人民不胜禽兽虫蛇。有圣人作，构木为巢以避群害，而民悦之，使王天下，号曰'有巢氏'。"随着火的发明和工具的使用，到了新石器时代，原始人在自然面前取得了更大的主动权，开始在平坦的土地上建造房屋，出现了干栏式建筑。到了龙山文化时期，地面式建筑成为主要的建筑形式，居住条件的改善对预防疾病有着积极的意义。

（四）婚姻制度的进步

　　人类的婚姻形态从无到最早的血缘群婚，再发展到母系氏族公社时期的族外婚，再到父系氏族公社时期相对固定的对偶婚，每一种婚姻形式，都经过了漫长的时间。最晚在西周以前，人们已经确立并遵循着禁止近亲同姓婚嫁的习俗。《礼记·曲礼》强调："娶妻不娶同姓。"《左传·僖公二十三年》载有："男女同姓，其生不蕃（fán）。"婚姻形态的演变和进步，减少了不良遗传素质的扩散和劣质个体的出生，有利于改善和提高人群遗传素质，大大减少了遗传病，是原始社会时期人类卫生保健活动的重要内容之一。

（五）原始思维与语言文字的出现

　　由于原始人的群居活动特点，在原始人具有自我意识后，他们的思维大抵是集体性质、一呼百应和趋于相同的，而且主要是情绪性和运动性的，再加上对生命和外界环境的神秘感和敬畏感，发展出了原始崇拜和原始宗教。但个人思维和经验始终存在，并且以"结绳记事"的方式记录下来。《易传·系辞下》载"上古结绳而治，后世圣人易之以书契"，之后仓颉"始制文字，以代结绳之政"。语言和文字的产生和发展，不仅有利于交流和传递信息，更有益于经验的积累和世代传递。可以说，原始思维和语言文字的出现，是中医药学起源和发展的重要基础。

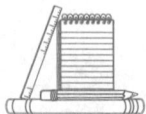

二、中医药的起源

（一）内服药的起源

《淮南子·修务训》中记载："古者民茹草饮水，采树木之实，食蠃蚌之肉。"人类在采食野菜、野果、植物种子和根茎的过程中，发现有的植物吃了以后会引起呕吐、腹泻，甚至昏迷、死亡，而有的植物吃了以后，原有的病痛得以减轻甚至痊愈，久而久之便逐渐熟悉了一些植物的形态和性能，了解到它们的毒性和副作用，体验出某些植物的治病疗效。中国自古称记载药物的书籍为"本草"，现存最早的本草著作《神农本草经》，即为后世托名神农氏所作，而英语"drug"则源自欧洲药物"干燥的草木"之意，皆说明药物是从植物开始的。

原始人在食用动物的过程中，也逐渐地发现，一些动物的脂肪、血液、骨髓及内脏具有治疗作用，从而积累了一些动物药知识。《山海经》中有关动物药用的记载，如"何罗之鱼……食之已痈"和"有鸟焉……名曰青耕，可以御疫"，可作为佐证。

原始社会末期，随着采矿业、冶炼业的出现，人们对矿物的性能有所了解，并认识到某些矿物对疾病具有治疗作用。如通过煮盐，逐渐发现了盐水明目和芒硝泻下的作用；通过冶炼，了解了硫黄壮阳和水银的杀虫作用。

由此可见，传统药物知识是人类在长期生产生活中，经过实践和积累，并经过无数人以身尝试才得到的认识，经历了一个由感性认识到理性认识的漫长过程。

（二）外治法的起源

早期人类生产、生活水平低下，人兽杂处搏斗和氏族部落间厮杀造成的外伤时有发生。原始人在遇到创伤出血时，最可能采取的措施是迅速用手紧紧压住伤口，这是一种简单的压迫止血法。根据现代某些少数民族还保留的一些敷裹创伤的方法推测，当时也可能使用诸如泥土、灰烬、树叶、草茎、苔藓、树皮等物涂敷、压迫伤口，其中某些物品的止血止痛效果比较明显。久而久之，人们发现某些植物的叶子、根茎等可用来止血和减轻疼痛，这便是原始的药物止血法。

此外，人们在出现伤痛时，会不由自主地用手抚摸患处，或为其他人按揉，以减轻伤者的痛苦，有时能起到散瘀消肿、减轻伤痛的作用。人们吃了某些食物，引起消化不良、腹部不适时，用手抚摩也能减轻痛苦。这些便形成了原始的按摩疗法，后世的按摩推拿术就是在这一基础上发展而成的。

（三）针灸的起源

原始人在劳动时，有时偶然被一些尖硬器物，如尖石、荆棘等碰撞了体表某一部位，乃至被碰伤出血后，可能会发生意想不到的疼痛减轻的现象。当类似情形多次重复地出现时，人们会有意识地用石块来刺激身体的某些部位，或人为地刺伤出血，用来减轻病痛。特别是当皮肤出现化脓性感染时，往往会切开脓肿，使脓排出，以求痊愈。

到了新石器时代，原始人利用已掌握的技术，制作了一种有效的治病工具，即"砭石"。《说文解字》曰："砭，以石刺病也。"砭石除一端尖锐，可用来刺病外，还有锋利的刀口，可用于手术切割，故又称针石或镵（chán）石。

灸法是通过固定的温热刺激，以取得治疗效果，其起源应在人类发明用火之后。《素问·异法方宜论》称："北方者……其地高陵居，风寒冰冽，其民乐野处而乳食，脏寒生满病，其治宜灸焫。故灸焫者，亦从北方来。"说明灸焫的产生与人们寒冷的生活环境有密切关系。原始人在靠火取暖的过程中，发现身体的一些病痛能够得到减轻和缓解，于是便将烧热的石块贴附在疼

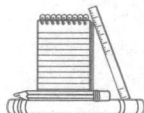

痛部位，用于缓解疼痛，从而形成了原始的热熨法。后来经过不断改进，人们以树枝或干草为燃料，进行局部固定的温热刺激，治愈了越来越多的疾病，逐渐积累经验，形成了灸法。

综上所述，早期人类在极其恶劣的生活环境中，为了求得生存，不断改善生活方式，逐渐萌生了原始的医药文明，它对改善人类生活条件、增强人体体质、促进人类的生存和繁衍起到了十分重要的作用。

第二节　中国早期的经验医学

一、早期的卫生保健与医事制度

（一）卫生保健

个人卫生方面，夏商时代人们已经有了洗脸、洗手、洗脚、沐浴等习惯。1935 年，在河南安阳发掘的殷王墓中，出土了壶、盂、勺、盘、头梳等全套盥洗用具。《礼记·内则》载："五日则燂汤请浴，三日具沐，其间面垢。"并认识到"头有创则沐，身有疡则浴"。《周礼·天官》提到"春多酸、夏多苦、秋多辛、冬多咸"，主张饮食应与四季相适应，同时指出精神因素对人体发病的重要意义，如"百病怒起""忧郁生疾"等。其他如饮食不节、起居失常、劳逸失度等，也都被视为发病的重要因素。

环境卫生方面，在殷墟遗址和郑州附近的考古发掘中，均发现有用以排除积水的商代地下排水管道。在《周礼》《仪礼》《诗经》等书中还记有许多除虫灭鼠的方法，如抹墙、堵洞、药熏、撒灰及按时扫房等。《左传》亦有"国人逐瘈狗"以防治狂犬病的记载，以及"土厚水深，居之不疾""土薄水浅……其恶易觏"等，说明当时已知水、土等居住条件与人体健康密切相关。《管子》提出春季要挖除井中的积垢淤泥，换以新水，并疏通沟渠，排除积水。

（二）医事制度

《周礼·天官》中，宫廷医生已有食医、疾医、疡医、兽医之分。其中记载有："医师掌医之政令，聚毒药以供医事。凡邦之有疾病者，有疕疡者造焉，则使医分而治之。岁终则稽其医事，以制其食。十全为上，十失一次之，十失二次之，十失三次之，十失四为下。"另外，对病历记录及死因报告已开始重视，其中还载有："凡民之有疾病者，分而治之，死终则各书其所以而入于医师。"说明当时已经有统一的医政组织和系统的医事制度，不仅反映了当时的医学发展水平，更有利于医药经验的积累、整理、总结和交流，从而促进对疾病的认识和医疗技术的提高。

二、关于人体和疾病的认识

（一）病名的出现

殷墟出土的甲骨中，已有十余种疾病的名称，如疾首、疾目、疾耳、疾齿、疾腹、疾育等，大部分是按照人体不同部位来区分的。有些疾病还根据其主要特征，给以专门的病名，如疟、疥、蛊、龋等。也有一些疾病是根据生理功能失常而命名的，如"疾言"，即说话困难或语声嘶哑；还有对于疾病症状的描述，如耳鸣、下痢、失眠等。

到了西周，对疾病的认识进一步提高，在《诗经》《尚书》《周易》等著作中，对热病、昏迷、浮肿、顺产、逆产、不孕等已有初步的了解。《山海经》中已有瘕疾、瘿、痈、疽、疥、痹、

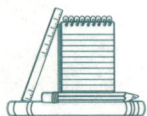

风、疟、狂等23种固定病名。

（二）对病因病机的认识

《春秋左氏传·昭公元年》记载："晋侯求医于秦，秦伯使医和视之。对曰：天有六气，降生五味，发为五色，征为五声，淫生六疾。六气曰阴、阳、风、雨、晦、明也。分为四时，序为五节，过则为灾。阴淫寒疾，阳淫热疾，风淫末疾，雨淫腹疾，晦淫惑疾，明淫心疾。"从医和的这段议论中可以看出，在当时以四时、五节、六气等季节气候的剧烈变化作为病因的概念已经形成。从阳淫热疾、阴淫寒疾的记载来分析疾病，说明"阳盛则热，阴盛则寒"的病理学说也已基本明确；而"风淫末疾，雨淫腹疾"的说法，则与后世风病四肢痛、湿病多腹泻的理论有着密切的联系。

三、疾病的诊断和治疗

西周时期，疾病诊断已具雏形。《周礼》记载："以五气、五声、五色眡（视）其死生；两之以九窍之变，参之以九藏之动。"这提示西周前后，在诊断疾病方面，已开始涉及一些与后世"四诊"有关的方法。

临证治疗方面，食养、药疗、汤剂、酒剂及针刺火灸等，在商周时期已广泛使用。《周礼·天官》尝谓"以五味、五谷、五药养其病"，又说"凡疗疡，以五毒攻之，以五气养之，以五药疗之，以五味节之。凡药，以酸养骨，以辛养筋，以咸养脉，以甘养肉，以滑养窍"，据郑玄注："五毒、五药之有毒者……用黄堥置石胆、丹砂、雄黄、礜石、慈石其中，烧之三日三夜，其烟上著，以雄鸡羽扫取之以注创，恶肉破骨则尽出。"可见当时使用的药物，除包括食物和专以疗病的众多药物外，还有专以疗疡的外用腐蚀药。

酒在医疗上的应用，是医学史上的一项重大发明。酒既有兴奋、麻醉、杀菌的作用，又是常用的溶剂，性能通血脉、行药势，故传统加工炮制药物的过程中常加入酒，称为酒炙。甲骨文中就有"鬯（chàng）其酒"的记载，《周礼》有关于取酒"浴尸"以消毒防腐的记载，《史记·扁鹊仓公列传》关于"在肠胃，酒醪之所及"的记载，都说明当时酒在医疗上的应用已相当广泛。

汤液被认为是商代汤王的宰相伊尹创制发明的。《史记·殷本纪》有"伊尹以滋味说汤"的记载。晋代皇甫谧的《针灸甲乙经·序》云："伊尹以亚圣之才，撰用《神农本草》以为汤液。"《资治通鉴》称伊尹"悯生民之疾苦，作汤液本草，明寒热温凉之性，酸苦辛甘咸淡之味，轻清浊重，阴阳升降，走十二经络表里之宜"。人类掌握了用火，又产生了制陶手工业以后，在此基础上，服药逐渐由"咀咀"的方法过渡到煮食或去滓饮汤。汤剂服用方便，易于吸收，可以多种药物配伍，达到增强药效、降低药物副作用的效果，这是中医药发展史上的一次飞跃。

四、药物知识的积累

到了周代，随着药物品种的不断增多，用药经验日益丰富，在现存的先秦文献《周礼》《诗经》《山海经》等书中，都可见到不少与药物相关的资料。《周礼·天官》载有"以五味、五谷、五药养其病"，据汉代郑玄注："五药，草木虫石谷也。"这可能是对药物进行的初步分类归纳。在我国现存文献中最早记载药物的书籍是《诗经》，该书收录了许多动植物，其中不少被后世用作药物，仅植物就达50多种。另外，对一些植物的采集、产地和食用效果，在原文及注中也有简明叙述。如"七月蟋蟀""八月断壶"，指明了采集季节；"中谷有蓷（益母草）"，说明了植物的产地；还有少量植物在当时可能已供药用，如《毛传》于"采艾"下记载"艾所以疗疾"；于

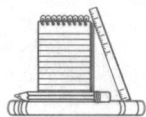

"芣苢（车前草）"下载有"宜怀任"等，皆反映了当时人们对药物的认识和经验。

在《山海经》中，亦有大量关于药物的记载。用于治疗内、外、妇、五官、皮肤等数十种疾患，其使用方法可分为内外两大类，内服药中有"服"和"食"，外用包括佩戴、沐浴、坐卧和涂抹等法，特别是其中有 60 多种药物用于预防疾病，是非常先进的用药经验。

五、巫医的并存和分离

巫医具有双重身份，是巫与医并存的集中代表，既能交通鬼神，又兼及医药。《说文解字》《世本》等文献所记载"初作医"的巫咸，被认为是"殷之元臣，功比伊尹，并列于先王受祀，其祭祀之隆亦与先王相同"。在殷墟甲骨卜辞中累见其名，《吕氏春秋·勿躬》载："巫彭作医，巫咸作筮。"

疾病在巫术迷信的支配下，被看成鬼神作祟和祖先示罚，治病采用祈祷、祭祀、诅咒等方法，以祈求祖先的保佑、鬼神的宽宥，或把病魔驱逐出体外，并由此逐步发展成"咒禁""祝由"等。

巫师们在进行迷信仪式的同时，也汲取和运用民间的药物知识和治疗经验，用"不死之药"和"采访百药"来医治病患。此期即人们通常所说的医巫并存时期，它表明在神权统治的奴隶社会，以经验为基础的医学实际上不可能完全以其自然的形态存在和发展，往往会被披上神秘的外衣。这种状况会造成医药的真实内容被巫术假象所掩盖，极大地阻碍了医药的正常发展。然而，即使在巫术最为盛行的时期，以经验为依据的早期医学也一直存在和发展着。"天命"经过西周末年变风、变雅中表现出来的怨天、恨天、咒天的思想冲击，加之春秋时期天子权力的进一步削弱，其神圣庄严的地位明显下降，人们的思想开始逐步突破宗教信仰的禁区，而把"天意"演变成根据人的理性来自由讨论的对象，巫术影响也随之日渐衰落。

与此同时，经过改造的阴阳学说和五行学说已发展成否定天命、鬼神的朴素唯物主义思想。在对待生命、疾病和死亡等问题上，唯物论者和神权唯心论的巫术迥然不同，他们力图按照自然界的物质本性解释自然现象。如郑国的子产认为，晋平公患病"亦出入饮食哀乐之事也，山川星辰之神，又何为焉？"齐大夫晏婴指出，齐景公之病乃"纵欲厌私"所致，祈祷是无用的。管仲也说："死生命也，苟病失也。君不任其命、守其本，而恃常之巫，彼将以此无不为也。"这些观点虽然还不能完全解释病因、病理上的具体问题，但有助于科学地总结医药知识，将医与巫分离开来，使医沿着唯物主义的轨道发展，从而为秦汉时期我国中医学理论体系的形成奠定思想基础。

扫一扫，查阅
复习思考题
答案

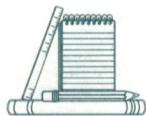

复习思考题

1. 简述中国早期对疾病诊断和治疗的认识。

2. 举例说明，为什么早期人类生活方式的演进对中医药文明影响重大？

第二章 秦汉时期

扫一扫，查阅
本章 PPT、
视频等数字资源

【学习目标】

1. 了解秦汉时期中医药学发展的基本概况。

2. 熟悉《黄帝内经》的基本内容及其在中医药发展史上的贡献。

3. 了解《难经》在中医药发展史上的贡献。

4. 熟悉张仲景的生平、代表著作及主要学术思想。

5. 熟悉《神农本草经》的基本内容及其在中医药发展史上的贡献。

秦汉时期（前 221—220）形成并确立了中华文化的人文主题和以直觉体悟、整体把握为特征的思维方式，对医学理论的形成产生了深刻的影响。

战国时期，阴阳、儒、墨、名、法、道六家关于阴阳、五行、气、精、神等哲学概念的认识，是中医理论的渊源。汉初崇尚黄老思想，无为而治。《老子》《庄子》的"清静养神"，董仲舒的"天人感应"观，儒家的"中庸思想"等先秦及汉代文化的哲学观念、思想方法，对《黄帝内经》亦有多方面的影响。

秦汉时期，中医药学在中医基础理论、临床诊治、医事制度、医案、药物方剂学体系等方面取得了历史性突破，为中医学理论体系的形成与临床实践的发展打下了坚实的基础。

成书于秦汉时期的《黄帝内经》《难经》《神农本草经》《伤寒杂病论》，被后世称为"四大经典"，在中国医学史上具有突出的地位，成为中医药学术体系建立的重要标志。

第一节　中医理论基石《黄帝内经》

一、《黄帝内经》的作者与成书

《黄帝内经》简称《内经》，最早著录见于《汉书·艺文志》。《内经》一书的命名，是相对《外经》而来的，但《外经》早已佚失，其内容也无从考证。《黄帝内经》是一本综合性的医书，总结形成了中医独特的理论体系，奠定了中医学发展的理论基础，是研究人体科学的早期著作。

作为一部医学理论总结性著作，《内经》不可能出自一时一人之手。一般认为，在当时存有严重崇古思想，现存《黄帝内经》以其原著托名"黄帝"而后入说，故名曰《黄帝内经》，全书包括《素问》和《灵枢》两部分，每部各 9 卷、81 篇，共计 162 篇。这部书是先秦至西汉医学经验和理论的总结，大约在战国至秦汉时期，由许多医家搜集、整理、综合而成，其中甚至包括东汉乃至隋唐时期某些医家的修订和补充，而非黄帝时代的产物。近年学术界多倾向于其成书时间为西汉。

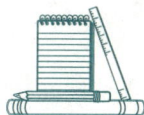

二、《黄帝内经》的主要内容和基本精神

《黄帝内经》建立了中医学中的"阴阳五行学说""脉象学说""藏象学说""经络学说""病因学说""病机学说""病证""诊法""论治"及"养生学""运气学"等学说，是一部从理论到临床的系统医学专著，全面论述了人与自然的关系，人的生理、病理及疾病的诊断、防治等基本理论问题，内容十分丰富，可概括为以下 11 个方面：阴阳、五行、藏象、经络、病因、病机、病证、诊法、治则、养生和运气。其中，《素问》重点讨论了藏象学说、经络学说、病因学说、病机学说，以及病证、诊法、治则、针灸等内容。《灵枢》论述了脏腑功能、病因病机，还着重介绍了经络、腧穴、针具、刺法及治疗原则等内容。《黄帝内经》奠定了人体生理、病理、诊断及治疗的认识基础，是中国影响极大的一部医学著作，被称为医之始祖。其基本精神大致可以概括如下。

（一）《黄帝内经》理论体系中的中国古代哲学

《黄帝内经》理论体系的确立，是以古代对人体的脏器解剖知识为基础，运用当时精气学说、阴阳学说、五行学说等哲学思想的认识论、方法论，去认识人体的生命活动，探索防治疾病、延长寿命的方法，通过对生命现象的长期观察和医疗实践的反复验证，由感性认识到理性认识，由认识部分到认识总体，并且结合从临床实践中得到的医疗经验，通过不断的认识和实践，最终升华为中医学独特的理论体系。

精气学说作为古代哲学中朴素的唯物论思想，极大地影响了中医学唯物主义生命观的建立；阴阳学说、五行学说作为古代哲学中的辩证法思想，推动了中医学理论体系的形成，也促进了中医学方法学体系的建立。

中国古代哲学中有关天人合一的思想，是产生中医学理论的基础之一。古人在长期的生活实践中，对人在自然界中的生命活动是作为一个整体被认识的，这些思想被后世称作整体观念。强调人体自身是一个有机整体，又强调人与自然、社会环境密切相关这一中医学整体观的认识，是《黄帝内经》在论述理论的各种问题时所贯彻的思想原则，也是中医学理论的重要特色之一。整体观念要求人们在观察、分析、认识和处理生命、健康和疾病等问题时，必须注重人体自身的完整性，以及人与自然社会环境之间的统一性和联系性，这是中国古代哲学思想和方法在中医学中的具体体现，是同源异构及普遍联系思维方法的具体表达。整体观念贯穿中医学的生理、病理、诊法、辨证、养生、防治等各个方面，是中医学基础理论和临床实践的指导思想。《黄帝内经》中著名的"有诸内必形诸外""以表知里"等思想，是中医学四诊合参的理论基础。人的形体与精神是相互依附、不可分割的（即形神一体观），从这一整体观念出发，中医学产生了七情病因学说和调节情志的心理疗法，这些内容在心理卫生学和精神治疗学等方面都具有重要的意义。

（二）脏腑经络学说

脏腑经络学说，或称藏象经络学说，是以研究人体五脏六腑、十二经脉、奇经八脉等生理功能、病理变化，及其与精气血津液之间的相互关系为主要内容，揭示了人体各功能系统的作用和内外联系，是中医学理论体系的核心部分，对疾病的诊治康复和养生延寿防病具有重要的指导意义。

《黄帝内经》中有关脏腑的认识，建立在古人的解剖学知识和治疗疾病的实践基础之上。《灵枢·肠胃》中记载大小肠长度与食管长度的比例为 35：1，而现代解剖测得其比例为 37：1，误差很小，可见古人对人体内脏结构的认识确有解剖基础。古代的解剖知识不仅奠定了形态学

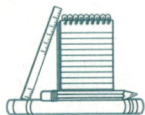

基础，也认识了内脏的某些机能。如在《黄帝内经》对脏腑生理功能的描述中，有关于心与血脉关系的论述。如"心者，生之本""心主身之血脉""经脉流行不止，环周不休"等，说明心脏是主宰血液运行的中心，血液运行如环无端地周行不止，这是最早涉及血液循环的记载。

《黄帝内经》认为五脏是人体最重要的脏器，它贮藏着精神气血等生命活动中重要的物质，是生命的根本。如《灵枢·本脏》说："五脏者，所以藏精神血气魂魄者也。"五脏代表人体的五个生理系统，人体所有的组织器官都包括在这五个系统之中。五脏是全身其他脏器组织和精神活动的主宰与支配者，也和外界环境如四时气候变化等有联系；五脏六腑是整个生命现象和生理活动的中枢，不可损伤。《素问·灵兰秘典论》分别介绍了心、肝、脾、肺、肾、胃、胆、大肠、小肠等的不同作用，说明人体的呼吸、循环、消化、排泄、生殖、免疫等各种功能与五脏六腑密切相关。《黄帝内经》中有关藏象学说的内容十分丰富，突出了人的整体性、人与外界环境的统一性，藏象成为中医学重要的基础理论之一。

《黄帝内经》的经络学说，也是中医学理论体系的重要组成部分。经络是经脉和络脉的总称，是运行全身气血、联络脏腑形体官窍、沟通人体上下内外的通道。经络学说提出了体内联络、运输、传导和营养系统的构成和作用。《黄帝内经》中对经络学说有许多精辟的论述。《灵枢·经脉》认为："经脉者，所以能决死生，处百病，调虚实，不可不通。"《黄帝内经》对十二经脉的循行走向、络属脏腑及其所主疾病均有明确记载，对奇经八脉也有论述。

（三）病因病机诊断治疗原则

《黄帝内经》阐述的病因学说，注重讨论致病因素作用于人体后所发生的各种反应，而不在于更多地研究致病因素本身，从而有效地指导了临床的辨证论治，对后世产生了深远的影响。

病机是辨证论治的前提，也是探求病理、分析病证的基础。《黄帝内经》十分重视病机的研究，有关病机的论述占全书内容的1/4以上，涉及了疾病的发生、发展，包括病理变化、疾病传变、寒热虚实，以及发展变化规律等内容。既有内在机理，又有外在表现，构成了一门较为系统的学说。

在诊断方面，《黄帝内经》以阴阳五行、脏腑经络等理论为依据，论述了望、闻、问、切四种诊断疾病的方法和原则，为后世诊断学的发展奠定了基础。

在治疗疾病的治则方面，《黄帝内经》提出协调阴阳、标本缓急、正反逆从、补虚泻实、同病异治、异病同治、因时制宜、因地制宜、因人制宜等诸多法则，充分反映了整体思想与辨证观点。在治疗疾病的方法上，论述了针刺疗法、方药疗法、饮食疗法、情志疗法等，突出论述了针刺疗法，以及包括经络、腧穴在内的针灸学理论，这成为中医学的重要特色，对世界医学的发展也作出了突出贡献。

《黄帝内经》中注重疾病预防的思想十分突出，其认为高明的医生，应该做到见微知著，防患于未然。《素问·四气调神大论》说："是故圣人不治已病治未病，不治已乱治未乱，此之谓也。夫病已成而后药之，乱已成而后治之，譬犹渴而穿井，斗而铸锥，不亦晚乎？"这种治未病的思想对后世有着深远影响。

在摄生方面，《黄帝内经》总结了古代预防疾病和延年益寿的方法，并将其纳入以藏象为中心的生理学说中。《素问·上古天真论》所说的"恬惔虚无，真气从之，精神内守，病安从来"，被后世尊为养生的基本原则；"和喜怒而安居处"等内容，也一直为后人所遵循。

三、《黄帝内经》的价值及其影响

《黄帝内经》全面总结了秦汉以前的医学成就，是我国早期的一部医学总集，内容充分反映

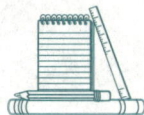

出中医学整体观念和辨证论治的两大特点，对人体的生理、病理，以及诊断、治疗、预防、养生等均有较为全面的论述。

《黄帝内经》作为我国古代医学文献中最重要的典籍之一，对后世有着深远影响。历史上一些著名医家的重要学术观点和学术思想创新，多是在此基础上产生的。如东汉张仲景撰写《伤寒杂病论》时，曾刻苦钻研过《素问》和《九卷》。晋代皇甫谧编写《针灸甲乙经》时，曾经以《素问》和《灵枢》为主要依据。金元时期刘完素的火热致病论，李杲的脾胃内伤理论，朱震亨对阴阳升降、君火相火、杂病证治的研究等，无一不源于对《黄帝内经》的研究。不仅如此，《黄帝内经》对世界医学的发展亦有不可忽略的影响。历史上，朝鲜、日本等国都曾把《黄帝内经》作为医学教科书，其中的主要内容，还被译成日、英、德、法等国文字，受到国外学者的高度评价。近年来开展的关于《黄帝内经》的多学科研究，如《黄帝内经》与哲学、天文历法、医学地理学、医学气象学、时间医学、社会医学及教育思想、医学心理学、体质学说、数学、控制论、信息论、系统论、生物全息律等的研究，涉及领域十分广阔，也取得了较为丰富的成果。

总之，《黄帝内经》在我国医学发展史中充分显示了重要价值和强大生命力，不仅中医学的学术理论和流派的崛起源于此，而且生命科学、哲学及其他相关学科中某些新的思想和观念，也都可从其博大精深的论述中获得启示。因此，《黄帝内经》至今仍是习医者必读的经典著作。

第二节　伸演《黄帝内经》之《难经》

一、《难经》书名及成书年代

《难经》原名《黄帝八十一难经》，共提出81个问题，分别进行讨论，以问答体裁编撰而成，全书共为八十一难。《难经》以阐述《黄帝内经》要旨为主，是继《黄帝内经》之后的又一重要典籍，在学术上可与《黄帝内经》并重，故后世有"内难"之称。该书内容简要，辨析精微，但在《史记·扁鹊仓公列传》中未提及，刘向、刘歆父子及李国柱校医书时也不曾记载，书名最早见于张仲景《伤寒杂病论·自序》中提到的《八十一难》，三国时吴太医令吕广是最早主译《难经》的人。唐代以前的文献中，本书作者多托名黄帝，唐代杨玄操"条贯编次"，将《难经》作者归于扁鹊，自唐以后的历代注家也多认为是秦越人撰，但均不足凭。其成书年代，约在《黄帝内经》之后，《伤寒杂病论》之前，约在西汉末年至东汉之间。

二、《难经》的主要内容

《难经》分为脉学、经络、脏腑、疾病、腧穴、针法6篇，基本内容包括脉诊、脏腑、阴阳、五行、营卫、腧穴、针灸，以及三焦、命门、奇经八脉等理论疑难问题。大体上一至二十二难论脉学，二十三至三十难论经络，三十一至四十七难论脏腑，四十八至六十一难论疾病，六十二至六十八难论腧穴，六十九至八十一难论针法。

《难经》在脉学方面有详细而精当的阐释，它发展了《黄帝内经》提出的"五脏六腑之气味，皆出于胃，变见于气口"，及"气口成寸，以决死生"的理论，主张气口即寸口及"独取寸口"的诊脉方法。该书论述了气口部位寸、关、尺三部脉的阴阳属性，每部的浮、中、沉三候，及其与脏腑经络的配属关系，开创了寸口定位诊脉法的先河，为后世医家所广泛采用。

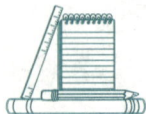

《难经》对经络学说和脏腑中命门、三焦的论述，则在《黄帝内经》的基础上有所阐述和发展。在阐述脏腑生理功能时，《难经》首次把肾称作"命门"，并强调命门在人体生理活动中的重要作用："其左为肾，右为命门。命门者，谓精神之所舍，男子以藏精，女子以系胞。"这些论述为后世命门学说的研究和发展奠定了基础。

三、《难经》的价值及其影响

《难经》的理论主要在于伸演《黄帝内经》的旨趣，讨论的内容涉及生理、病理、诊断、治疗等各个方面，尤其对于脉学、命门、原气等论述，均有创造性的发明，对于奇经八脉和腧穴也有较为详备的论述。在理论上有许多富于创造性的内容，丰富了中医学的内容，在阐发中医学基本理论方面占有重要地位，对后世有着深远影响。《难经》中关于经络学说、三焦概念、五脏六腑形态及针灸疗法等方面的论述，在《黄帝内经》基础上有进一步发展，对中医理论和诊断学的发展有较大贡献。《难经》提出了"伤寒有五"的理论，对后世伤寒学说与温病学说的发展产生了一定的影响。其对诊断学、针灸学的论述，也一直被医家所遵循，对历代医学家的理论思维和医理研究，都有着广泛而深远的影响。

第三节　首部药物学著作《神农本草经》

一、《神农本草经》的成书与作者

《神农本草经》简称《本草经》或《本经》，中医四大经典著作之一，是我国现存最早的药物学专著，是对东汉以前中医药的第一次系统总结，在李时珍出版《本草纲目》之前，该书一直被看作是最权威的本草学著作。书名冠之以"神农"，既与汉代当时曾一度盛行的尊古托古之风有关，也与古时神农"尝百草"而发现药物的传说有关。以"本草"代指药物，与古代药物以草本植物为主有联系，东汉许慎《说文解字》中有"药，治病草也"的简要释义。对于"本草"一词最早的记载，应该是在《汉书·郊祀志》中。根据《汉书·平帝纪》的记载，元始五年，朝廷曾经征召天文、历算、方术、本草等教授者至京师，说明西汉时期已经开始重视对本草知识的整理和传授了。而《汉书·楼护传》记载的"护少随父为医长安，护诵医经、本草、方术数十万言"，则说明当时医药学的总结已经具有一定的规模。

《神农本草经》最早著录于梁代阮孝绪的《七录》及《隋书·经籍志》，但均未提及成书年代与作者。关于该书的成书年代，曾有战国、秦汉、东汉等不同说法。现在认为，它与《黄帝内经》一样，成书非一时，作者亦非一人，而是众多医家、劳动人民在长期的生产和生活实践中积累的药物知识，经秦汉以来许多医药学家不断搜集、整理，直至东汉时期才最后集结整理成书。

《神农本草经》原著已于唐代初年失传，现存多种版本的辑佚本，都是后人从《证类本草》《本草纲目》等书中辑录出来的。目前通行的有清代孙星衍辑本、顾观光辑本等。《神农本草经》缺佚药物问题，为历代辑复者所重视，各家辑本增补了《神农本草经》部分缺佚药，如孙星衍辑本增补了升麻、粟米、黍米三物，森立之辑本增补了升麻一物。

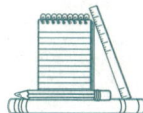

二、《神农本草经》简介

《神农本草经》（3 卷，也有 4 卷本）对东汉以前已经掌握的药物知识进行了一次全面而系统的整理，共收录药物 365 种。其中，植物药 252 种，动物药 67 种，矿物药 46 种。本书内容丰富，系统地总结了我国东汉以前药物学的经验与成就。

在药物分类方面，根据药物的效能和使用目的的不同，分为上、中、下三品。《本经·序录》中即言："上药一百二十种为君，主养命以应天，无毒，久服不伤人。"如人参、甘草、地黄、大枣等，上品药无毒，多系滋养强壮类的药物；"中药一百二十种为臣，主养性以应人，无毒有毒，斟酌其宜"，需判别药性来使用，如百合、当归、龙眼肉、黄连、麻黄、白芷、黄芩等；中品药有的有毒，有的无毒，多系滋养强壮而兼有攻治疾病作用的药物；"下药一百二十五种为佐使，主治病以应地，多毒，不可久服"，如大黄、乌头、甘遂、巴豆等。下品药大多具有毒性，用于攻治疾病。这是中国药物学最早、最原始的分类法。这种分类，造成动物、植物、矿物药混杂，上、中、下三品界限不清，给临床用药带来了不便，因此，在后世的药物学著作中得到了改进。

《神农本草经》概括地记述了君臣佐使、七情和合、四气五味等药物学的基本理论。以药物配伍为例，《神农本草经》首次提出了"君臣佐使"的方剂理论，一直被后世方剂学所沿用；总结了单行、相须、相使、相畏、相恶、相反、相杀，即"七情合和"的配伍原则；提出了药物的采集炮制、加工等理论；简要地记录了药物的性能，说明了在药材产地、采集时间、加工炮制、质量优劣、真伪鉴别等方面都有一定的法则，极大地丰富了药物学的知识体系。

《神农本草经》书中对药物的功效、主治、用法、服法等内容，也有相关的论述，这无疑是早期临床药学宝贵经验的总结。据统计，书中提到的各种药物主治疾病的种类非常广泛，有 170 余种，包括了内科、外科、妇科、儿科、五官科等科疾病。经长期临证实践和现代科学研究证明，书中所载药物的药效，绝大部分是正确的，至今仍具有一定的实用价值，比如人参补益、黄连止痢、麻黄定喘、常山截疟、大黄泻下等。《神农本草经》发展了药物的四气五味理论，所言药物有"寒、热、温、凉四气""酸、咸、甘、苦、辛五味"。四气属阳，五味属阴，也就是《素问·阴阳应象大论》"阳为气，阴为味"之意。《神农本草经》提出"疗寒以热药，疗热以寒药"，践行了《黄帝内经》"药有阴阳"的理论，突出了辨证施药的主旨，发展了药物制剂的学说。

三、《神农本草经》的成就

《神农本草经》是总结我国汉代以前药物学成就的早期专著，集东汉以前药物之大成，其中包含了许多具有科学价值的内容，在药物学发展史上占有重要地位，其中很多药物是世界上最早的记载，例如用水银治疗皮肤疾患比阿拉伯和印度要早 500～800 年，其历史地位不可低估。它为我国古代药物学的发展奠定了理论基础，对中国药学的发展影响很大，其作为药物学著作的编撰体例也被长期沿用，作为中国第一部药物学专著，起到了继往开来的作用，影响极为深远，魏晋以后的本草学都是以此为基础发展起来的。历史上具有代表性的一些本草书籍，如《本草经集注》《新修本草》《证类本草》《本草纲目》等，都是从《神农本草经》发展起来的。此书作为中医药宝贵历史文献，至今仍具有参考和研究价值。

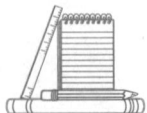

第四节　方书之祖《伤寒杂病论》

一、《伤寒杂病论》的作者与成书

张仲景生活在东汉末年（约150—219），名机，南郡涅阳（今河南南阳，一说河南邓州市）人，东汉末年医学家。其生平事迹散见于《脉经》《针灸甲乙经》《太平御览》《名医录》等史籍中。张仲景青年时期曾跟随同郡的张伯祖学医，后来对外感病及杂病有深入研究，积累了丰富的经验，被人称为"医中之圣，方中之祖"。

东汉末年，张仲景在《伤寒杂病论·自序》中写道："余宗族素多，向余二百，建安纪元（196）以来，犹未十稔，其死亡者，三分有二，伤寒十居其七。"面对社会动荡，兵祸连年，天灾频繁，疫疬流行，张仲景"感往昔之沦丧，伤横夭之莫救"，发愤钻研医学理论，攻读《素问》《九卷》《难经》《阴阳大论》《胎胪药录》等古典医籍，结合当时医家及自己长期积累的医疗经验，"勤求古训，博采众方"，著成《伤寒杂病论》16卷，以六经论伤寒，以脏腑论杂病，提出了包括理、法、方、药在内的较为完整的辨证施治原则，从而使中医学的基本理论和临证实践紧密结合起来。

《伤寒杂病论》成书后不久散佚，后经西晋王叔和将其中伤寒部分整理编次成《伤寒论》，才使该书得以流传于世。北宋时期，翰林学士王洙在翰林院的"蠹简"中找到一部《金匮玉函要方》，实际上是《伤寒杂病论》的节略本。校正医书局林亿等人校订此书时，删去了专论伤寒之上卷，重新整理编次了其中的杂病部分，遂成为今传本《金匮要略方论》，简称《金匮要略》。

二、《伤寒论》以六经论伤寒

《伤寒论》全书共10卷，22篇，398条，载方113首。"伤寒"在古代是一个广义的概念，泛指以发热为主要症状的一切外感病和各种疫病，并不是某一疾病的专门病名。《黄帝内经》指出"今夫热病者，皆伤寒之类也"，将外感发热疾病的病因归之于"伤寒"，是所有外邪引起疾病的统称，并且叙述了外感病从巨阳、阳明、少阳、太阴、少阴、厥阴六经传变的形式。张仲景通过对《黄帝内经》外感疾病从巨阳、阳明、少阳、太阴、少阴、厥阴六经传变的研究，以《黄帝内经》提出的六经传变的基本原则为指导，进一步把外感病发展过程中各个阶段所呈现的复杂症状概括归纳为六大类型，即太阳病、阳明病、少阳病、太阴病、少阴病、厥阴病，即"六经"，并以此作为辨证论治的纲领，从而确立了六经辨证体系。三阳病的特点是邪盛正不衰，多为表、实、热证，病程较短，反映的是机体内部邪正相争较为亢奋的病理变化，治以祛邪为主。三阴病则多为里、虚、寒证，反映的是机体正气已受损伤的病理变化，病程相对也较长，治以扶正为主。本书运用四诊八纲，对六经所系的脏腑经络的病理机转，伤寒各阶段的辨脉、审证、论治、立方、用药规律等，以条文形式进行了较为全面的阐述。通过六经证候的归纳，深刻地揭示了疾病的发展规律。由于六经包括手六经和足六经，又络属各个脏腑。因此，六经辨证实际上是把疾病的发展和传变过程与整个脏腑经络相联系，体现了脏腑经络学说在临床上的具体运用。《伤寒论》为诊治外感疾病提出了辨证纲领和治疗方法，为中医临床各科提供了辨证论治的规范，奠定了辨证论治的基础。

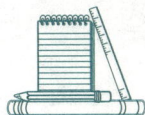

三、《金匮要略》以脏腑论杂病

《金匮要略》全本共 3 卷，25 篇，载方 205 首，是医学史上第一部以内科杂病为主的专著，以脏腑辨证论治内科杂病为主，涉及妇科、外科等病，其辨证施治精神与《伤寒论》一致，但该书不以六经分篇，而以每类疾病的共性分篇。内容包括肺痈、咳嗽上气、痰饮、胸痹、肠痈、积聚、黄疸、痢疾、痉病、湿、水气、百合、狐惑、疟疾、中风、历节、肺痿、虚劳等 40 多种病证的辨证和治疗，兼及外科的疮痈、肠病、浸淫疮和妇科的脏躁、经闭、妊娠病、产后病和其他杂病，还有急救及食禁等，为后世治疗学的发展奠定了基础，直到今天仍有较高的实用价值。《金匮要略》大量运用脉证合参，发展了诊法，在内科杂病方面确立了脉证并重的诊断原则，提高了内科的诊断水平。

张仲景对杂病的论治，所叙病证在病因病机、诊断治疗方面均有突出成就，以脏腑经络学说为基础，根据脏腑经络病机进行辨证论治，开后世脏腑辨证之先河。此外，仲景根据《黄帝内经》中"虚邪贼风，避之有时""饮食自倍""起居无节"等有关病因的学说，把复杂的病因概括为三大类，提出了"千般疢难，不越三条：一者，经络受邪，入脏腑，为内所因也；二者，四肢九窍，血脉相传，壅塞不通，为外皮肤所中也；三者，房室、金刃、虫兽所伤。以此详之，病由都尽"，最早确立了三因致病的病因学说，丰富了内科杂病的病因学说，对病因学的发展做出了一定的贡献。

妇科病方面，《金匮要略》对肿瘤（癥病）、痛病（脏躁）、闭经、漏下、妊娠恶阻及产后病等，均有详细的记载和行之有效的治法。在急救技术方面，记载了自缢的抢救技术："徐徐抱解，不得截绳……一人以手按据胸上，数动之；一人摩捋臂胫，屈伸之。若已僵，但渐渐强屈之，并按其腹。如此一炊顷，气从口出，呼吸眼开。"这是我国最早由文献记载的人工呼吸法，其方法要领与现代临床应用的人工呼吸法，在基本理论及解剖、生理要求上基本一致，这是十分突出和难能可贵的。

张仲景对外感热病与杂病的认识，以及临证治疗方法的系统论述，被后世概括为辨证论治体系，对后世临证医学的发展奠定了重要基础。

四、《伤寒杂病论》对方剂学的贡献

《伤寒杂病论》的主要成就表现在对方剂学的贡献。其中《伤寒论》载方 113 首（其中禹余粮丸有名无方，故实为 112 首），方剂可分为 12 类；《金匮要略》载方 205 首，方剂可分为 16 种。除去重复，两书实际收载方剂 269 首，使用药物 214 味，基本概括了临床各科的常用方剂，被誉为"群方之祖"。

《伤寒论》及《金匮要略》以六经辨证和脏腑辨证为准则，灵活地运用于外感伤寒与内伤杂病的治疗中。在方剂的君、臣、佐、使及加减变化的配合方面显示了较高水平，同时也有严格的原则与要求；在因证立法、以法系方、据方用药等方证结合方面，都积累了丰富的实践经验和较为系统的方剂学理论知识；对方剂的配伍关系和加减变化要求相当严格，极有法度，体现了有常有变的遣方用药原则。如治疗伤寒表实证的代表方剂麻黄汤，药物只有 4 味，但配伍法度严谨，选药精审恰当，又根据病情和兼症的不同，加减变化而成麻黄加术汤、麻杏苡甘汤、大青龙汤等；用于治疗中风表虚证的桂枝汤，由它加减变化而成的方剂达 19 种。

在剂型方面，两部书中所记载的方剂剂型数量远远超过了前代各类医书，其记载的大量有效方剂至今仍在临床医疗实践中应用。书中载有多种方剂的剂型，如汤剂、丸剂、散剂、酒剂、

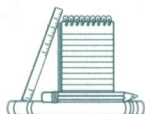

浴剂、洗剂、熏剂、滴耳剂、灌鼻剂、软膏剂、肛门栓剂、阴道栓剂等，远远超出了以往简帛医书的记载。针对不同病情采用适当的剂型，有助于疗效的提高。书中还记载了多种药物的炮制方法，对于药物的煎服方法也有论述，具有一定的科学价值。

《伤寒杂病论》中的方剂大多切合临证实际，疗效可靠，如白虎汤治暑温、茵陈蒿汤治黄疸、白头翁汤治痢疾等，被后世医家尊为"经方"。《伤寒杂病论》总结了秦汉以来我国人民与疾病作斗争的经验，进一步地运用辨证施治的规律，丰富和发展了医学理论和治疗法则，为后世中医学术的发展提供了重要的依据。因此，被历代医家奉为临证实践的圭臬，至今仍是中医药学宝库中的珍贵财富之一。

复习思考题

1. 简述秦汉时期对中医药学发展的主要成就。

2. 成书于秦汉时期的医学著作中，被后世称作"四大经典"的是哪四本医学著作？

3. 秦汉时期著名医家的事迹对我们学习中医药知识、继承和发展中医药事业有何启迪？

扫一扫，查阅
复习思考题
答案

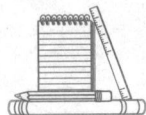

第三章　魏晋隋唐至五代

【学习目标】

1. 了解魏晋隋唐至五代时期中医药学发展的基本概况。

2. 熟悉葛洪的生平、代表著作及主要学术思想。

3. 了解巢元方与《诸病源候论》的基本内容，及其在中医发展史上的贡献。

4. 熟悉孙思邈的生平、代表著作及主要学术思想。

魏晋隋唐至五代时期，医学教育发展迅速，中医理论研究取得了较大进展。全元起、杨上善、王冰等对《黄帝内经》进行的整理和注释，至今仍是学习《黄帝内经》的重要参考。晋代王叔和多方搜集资料，将已有散失的《伤寒杂病论》进行了汇集、补充、编次，为仲景学说的传承作出了重大贡献，其所著《脉经》总结了 3 世纪以前的脉学知识，完善了寸口脉法，对后世脉学有重要影响。王焘所著《外台秘要》汇集了初唐及唐以前的医学著作，为研究我国医学技术史及发掘中医宝库经典提供了宝贵的资料和考察依据；皇甫谧所著《针灸甲乙经》是现存最早的针灸专书；昝殷所著《经效产宝》是现存最早的妇产科专著；《颅囟经》是我国最早的儿科专著；龚庆宣所著《刘涓子鬼遗方》是现存最早的外科方书；蔺道人所著《仙授理伤续断秘方》是现存最早的伤科专著。

这一时期，药物学研究取得了巨大进步。陶弘景所著《本草经集注》收载药物 730 种，首创"诸病通用药"，对药物的度量衡作出了明确规定，对临床用药大有裨益。雷敩《雷公炮炙论》载药 300 种，强调"炮熬煮炙"在制药中的重要性，对药物加工方法进行了系统的总结，是我国最早的中药炮制学专著，为后世中药炮制学的发展奠定了科学基础。隋唐时期，我国食疗学有了长足的发展，体现在《千金要方·食治》《食疗本草》《食医心鉴》等系列著述中。唐代组织编撰的《新修本草》（又名《唐本草》）载药共 844 种，是最早由国家颁行的药典，比欧洲的《纽伦堡药典》早 800 多年。随着海外贸易的发展，从国外输入的药物渐多，五代时李珣著《海药本草》，书中所载药物现存 124 种，对介绍国外输入药物和补遗中国本草作出了贡献。

第一节　葛洪与《肘后备急方》

一、葛洪生平简介

葛洪（284—344），字稚川，自号抱朴子，丹阳郡句容（今江苏省句容县）人，东晋时期著名学者、著名医药学家，外丹学派与神仙道教的奠基人。

当时社会动荡，百姓流离。葛洪出身于官宦世家，虽年幼家道中落而未泯大志，少精研儒

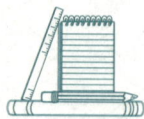

学以期经国济世，后因军功任将兵都尉、伏波将军、关内侯等职。时局的糜烂和现实的黑暗，又使他产生时不可为、独善其身的隐世思想，他曾拜精通养生术和医药的南海太守鲍玄为师，学习炼丹术，后娶鲍玄之女、擅长灸法的鲍姑为妻。葛洪于327年赴任勾漏令途中隐居罗浮山，潜心丹道，著书讲学，终成一代大家。

二、《抱朴子》及其养生学术思想

葛洪受业于郑隐，深受其神仙、遁世思想的影响，又时逢魏晋时期统治者对原始道教在思想上和组织上的改造。从其自身经历来看，一方面，社会的动荡、百姓的疾苦，促使他关注时政，以图经国济世；另一方面，所见所闻及流离生活，又使他有时不可为、独善其身的隐居冲动。他对战国以来的神仙方术思想进行了系统的总结和发挥，提出了以神仙养生为内、儒术应世为外的主张，形成了道儒兼综、道本儒末的思想体系。

（一）《抱朴子》的主要内容

《抱朴子》是葛洪的代表著作，全面展示了葛洪的人生观、世界观和思想境界，及其儒道双修、互相融合的主张，全书分为内篇20卷、外篇50卷。

《抱朴子·内篇》言神仙方药、鬼怪变化、养生延年、禳邪祛祸之事，主要反映了葛洪对道家思想的接受和改造，其具体内容主要包括论证神仙的确实存在、论述金丹和仙药的制作方法及应用、讨论各种方术的学习应用等。

《抱朴子·外篇》云人间得失，论世事臧否，系统阐述了葛洪对儒家思想的特性与功能的个性把握，显示了葛洪先儒后道、道儒兼综的思想发展轨迹。其内容可概括为：论人意得失，讽世俗偏见，讲治民之法；评世事臧否，主张藏器待时，克己思君；论谏君主贤能，爱民节欲，独掌权柄；论超欲出世，修身著书等。

《抱朴子》反映了葛洪道儒兼综、道本儒末的哲学思想，在论述其神仙道教思想的同时，也记载了大量的养生方法和实践，形成了葛洪比较系统的养生学说，对后世有重要的影响。

（二）葛洪的养生理论与实践

葛洪认为"若德行不修，而但务方术，皆不得长生也"，欲求长生者，不但要注重外在形神的修炼，还要内修心性，重视内在精神的修养，这样就可以强健体质，防病滋生，延年益寿，乐享天年。

葛洪认为："欲修长生之道……禁忌之至急，在不损不伤而已。""不损不伤"是葛洪养生学说的基本原则，他提出了"体欲常劳"和"劳勿过极"的观点，主张"行不疾步""目不久视""坐不至久""食不过饱""不欲甚劳甚逸""不欲饮酒当风"，即在生活劳作中要适时、适量、适度、适宜，与自然规律和谐一致，不劳不损，至和至平，切不可过极，过极则为害。

葛洪在养生实践中非常重视行气的作用，他说"夫人在气中，气在人中，自天地至于万物，无不需气以生者也"。葛洪在前人行气理论的基础上，进一步发展了行气术，对行气的具体方法进行了深入的研究和实践，特别重视胎息法，提出了"内息"行气法。同时葛洪十分推崇导引之术，并在实践中加以多方面发展，提出了比较完整的练习方法。

葛洪在总结晋以前神仙理论的同时，也归纳了仙药的炼制方法，包括外丹和服食，在药物学上作出了巨大贡献。《抱朴子·内篇》记载了许多药物知识，如《至理》篇载有："理中四顺，可以救霍乱，款冬、紫菀，可以治咳逆……当归、芍药之止绞痛，秦艽、独活之除八风，菖蒲、干姜之止痹湿，菟丝、苁蓉之补虚乏，甘遂、葶苈之逐痰癖，栝楼、黄连之愈消渴，荠苨、甘草之解百毒，芦茹益热之护众创，麻黄、大青之主伤寒。"《仙药》篇中也对黄精、五芝、天

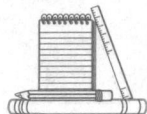

冬、雄黄等药物的形态特征、习性产地、入药部位及治疗作用进行了详细介绍和说明。《抱朴子内篇》的《金丹》《黄白》等篇集中记载了葛洪炼丹术的成就，特别是对火法炼丹及水法炼丹均具有丰富经验和独特见解，开创了后世药物化学的先河，对中医药学的发展起到了积极的促进作用。

三、《肘后备急方》及其医学成就

葛洪在其长期的医疗实践中，取得了巨大的医学成就，形成了比较系统的医学思想。首先是崇尚医德，他说"为道者以救人危使免祸，护人疾病，令不枉死，为上功也"，对后世医德思想具有重要影响；葛洪医学思想的另一重要方面是重视预防，主张"消未起之患，治未病之疾，医之于无事之前，不追于既逝之后"，明确提出了"治未病"的预防学说。

（一）《肘后备急方》的成书背景

《肘后备急方》是葛洪医学思想和实践的集大成之作，是我国第一部临床急救手册，原名《肘后救卒方》，系葛洪摘录其所著《玉函方》中用于急救的单验方及简要灸法汇集而成，后经陶弘景增补 101 方，改名为《补阙肘后百一方》，再经金代杨用道摘取《证类本草》中单方为附方，即为现在的《肘后备急方》，简称《肘后方》。所谓肘后，指方书藏于袖中，便于随身携带，拈来急用之义。

葛洪在序文中表述了创作本书的本意，他说既往"诸家各作备急，既不能穷诸病状，兼多珍贵之药，岂贫家野居所能立办"，决意选录"率多易得之药，其不获已，须买之者，亦皆贱价，草石所在皆有"，体现了葛洪修身积善的思想。

（二）《肘后备急方》的主要内容

1. 对疾病的认识

《肘后备急方》现存八卷，一至四卷所记为"内病"，包括中恶、心腹痛、伤寒、时气、中风、水病、发黄等急性病；五至六卷所记为"外发病"，包括痈疽、疮疥、耳目等病；第七卷是"他犯病"，包括虫兽伤、中毒等病；第八卷是百病备急丸用及牲畜病等。

《肘后备急方》对多种传染性疾病都有珍贵的记载，如伤寒、温病、痢疾、时行疾病、瘟疫（急性传染病）、骨蒸尸注（肺结核）、丹毒等。其中对"虏疮"（即天花）的症状、危险性和传染性的描述十分详尽，是世界上公认的最早关于天花的记录。书中还提到了结核病低热、慢性消耗性症状和"乃至灭门"的传染性，并涉及肠结核、骨关节结核等多种疾病，提出了结核病"死后复传及旁人"的特性。书中对黄疸型肝炎进行了记录，并记载了对其尿液的检验方法，在卷二中记载"比岁又有肤黄病，初唯觉四体沉沉不快，须臾见眼中黄，渐至面黄及举身皆黄，急令溺白纸，纸即如柏染者，此热毒已入内，急治之"，这与现代医学对黄疸病的认识高度一致。《肘后备急方》对沙虱病（即现代恙虫病）的记载是世界医学史上最早、最准确的，书中记载："山水间多有沙虱，甚细略不可见，人人水浴，及以水澡浴，此虫在水中，著人身，及阴天雨行草中，亦著人，便钻入皮里。初得之皮上正赤，如小豆、黍米、粟粒，以手摩赤上，痛如刺，三日之后，令百节强，疼痛寒热，赤上发疮，此虫渐入至骨，则杀人……已深者，针挑取虫子，正如疥虫，著爪上映光方见行动也，若挑得，便就上灸三四壮，则虫死病除。"详尽描述了沙虱病的发病原理、病理表现和治疗方法，比后世学者对恙虫病的认识早了 1600 年。

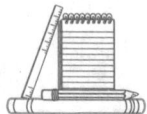

知识链接

恙虫病

  恙虫病又名丛林斑疹伤寒，葛洪称之为沙虱病。本病是由恙虫病立克次氏体引起的急性传染性疾病，属于自然疫源性疾病，以啮齿类为主要传染源，传授媒介是恙螨幼虫。本病临床表现为急性起病、发热、皮疹、淋巴结肿大、肝脾肿大和被叮咬处焦痂等。

2. 葛洪临床实践经验

  《肘后备急方》的治疗体系相当完备，对每一种疾病都给出了相应的数首或数十首方药，如治胸痹痛方有 6 首，治卒大腹水病方有 17 首，治卒心痛方有 31 首，治卒得咳嗽方有 20 首。书中还记载了许多简、便、效、廉的治疗方药和手段，如对狂犬病的救治有"杀所咬犬，取脑傅之，后不复发"，即用含有狂犬病毒的犬脑外敷伤口进行治疗，这是历史上用免疫法治疗疾病的先驱。

  《肘后备急方》对疟疾种类、症状与治疗有详尽的描述，葛洪将疟疾分为温疟、瘅疟、劳疟，有治疗方剂 30 余首，并载"青蒿一握，以水二升渍，绞取汁，尽服之"，首创以青蒿治疗疟疾，已被现代医学所证实，是中医药学对世界医学的重大贡献。书中还记载了许多简、便、效、廉的治疗方法，如提出骨折需固定，先外敷药，再用小夹板或"重布裹之"，成为中医骨伤科独特的治疗方法。书中介绍的灸、熨、捏脊、吹鼻、拔罐、蒸等方法叙述简练，文字通俗，简便实用。

  综上所述，葛洪作为道教的代表人物，道儒兼综，兼修医术，在中医理论的构建、中药学的创新、疾病治疗的探索方面都取得了巨大成就，启发了后世在传染病学、药物化学、免疫学等方面的创新和突破，对中医学的发展作出了重要贡献。

第二节　巢元方与《诸病源候论》

一、巢元方与《诸病源候论》简介

  巢元方是隋代著名医家，由于史书缺传，其籍贯、生平及生卒年均不详。巢元方在隋大业年间（605—615）曾任太医博士，后升太医生，以奉诏主持编撰《诸病源候论》而载入史册。

  《诸病源候论》又名《巢氏病源》，是由隋朝政府下诏编纂的中国第一部病因证候学专著，总结了魏晋以来的医疗经验。全书共五十卷，按病因证候分为 67 门，共载列专论 1739 候，每条专论论述了疾病的病因和症状、诊断和预后，每种疾病之后大多附补养宣导的具体治法，汇集隋代以前医学成就，是中国医学史上第一部病因及证候学专著，进一步发展和完善了中医药学的理论体系，是中医药学的宝贵遗产。

二、《诸病源候论》的学术贡献

（一）对疾病分类的认识

  《诸病源候论》对疾病记载广泛和详确，内科、外科、妇科、儿科、眼科、鼻科、耳科、齿

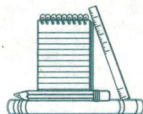

科、皮肤科各科均网罗其中，且各科疾病分类较为详尽，发展并完善了证候分类学。如内科疾病分有伤寒、时气、热病、温病、疫疠、霍乱、痢疾、注病（结核）等，以及各系统、脏腑疾病，如风病、虚劳病、消渴病、脚气病、咳嗽病、淋病、积聚病、癥瘕病、疝病、痰饮病、水肿病、心腹病、脾胃病等共39门。每科又以病因、病理、脏腑等分类，使之更加条理化、系统化，如妇产科分为杂病、妊娠病、将产病、难产病、产后病5类，其中就包含了月经不调、白带、阴挺、乳痈、妊娠恶阻、难产、产后恶露等。这表明在1400多年前，以巢元方为代表的医家就对这些疾病有了比较深入的研究和认识。

《诸病源候论》详细记载了外科痈疮肿毒的症状："又以手掩肿上，不热者为无脓，若热甚者为有脓。"描述了肠吻合术的步骤、方法、缝合及护理等，还记载了大网膜切除术、血管结扎术、死骨剔除术、创伤伤口缝合术、人工流产术、拔牙术等，这些都是外科史上的首创，其中肠吻合术比西方同类手术早500多年，血管结扎术比西方早800多年，客观上反映了隋代外科手术的发展情况。

《诸病源候论》对各科疾病的病因病机和症状的论述也比较准确，具有较高的实用价值。巢氏认为月经病与任脉、冲脉、心经、小肠经关系密切，还提到人工流产的适应证："妊娠之人羸瘦，或挟疾病，既不能养胎，兼害妊娠故去之。"书中对脚气病从两脚缓弱、疼痛不仁，到心腹胀痛、上气肿满的整个病理过程都有详尽的描述，也是医学史上最早提及的。书中对消渴多发痈疽或成水肿的描述，是对糖尿病并发皮肤感染和泌尿系感染的最早记载。本书对痢疾的不同证型、兼证、变证的记载都较详细；对水肿病既有风水、皮水、大腹水肿、水注的叙述，又论及水症、水瘕、水蛊、水癖等，体系比较完备。书中还有对斑秃的最早记录："人有风邪在于头，有偏虚处，则发秃落，肌肉枯死，或如钱大，或如指大，发不生亦不痒，故谓之鬼舐头。"

（二）对病因学和证候学的贡献

《诸病源候论》对病因学和证候学进行了新的理论探索和阐述，将其提高到一个新的水平，内容十分全面，确立了病因学这一重要学科，具有重要意义。

《诸病源候论》中"湿䘌候""疮䘌候""九虫候"详细描述了许多寄生虫的形态及传染途径，认识到寄生虫病的发生与饮食密切相关，书中对名为"寸白虫"的绦虫病描述为"以桑枝贯牛肉炙食，并食生栗所成"，明确认识到绦虫病是吃了半生不熟的牛肉所致。书中称蛔虫病为"蛇瘕"，其发病在于饮污井之水、吃不洁之食、吞蛇鼠之精等不良饮食习惯。

《诸病源候论》对传染病的病因有了新的认识，在"瘟疫候"中指出：某些传染病是由外界有害物质因素"乖戾之气"所引起，"人感乖戾之气而生病，多相染易"，对病原体有了初步的认识。并提倡"须预服药及为法术以防之"，即预先服药预防，控制传染，体现了早期的预防医学思想，是医学史上一个很大的进步。

巢氏认为皮肤病的发生是虫毒为患，对癞、疥、癣等都明确指出是有虫寄生，如疥的表现是"并皆有虫，人往往以针头挑得"，这是病因学说在形态学方面的一大进步。书中详细指出疥疮的好发部位为手足之间，以后渐及全身，致病原因为疥虫感染，治疗关键在于驱虫。

《诸病源候论》对体质因素的认识有了新的发展。"漆疮候"论及"人有禀性畏漆，但见漆便中其毒……亦有性自耐者，终日烧煮，竟不为害也"，说明对本病的发生，已经认识到与过敏体质相关，填补了免疫学的空白。再如晕动病，本书详细描述了其症状，还指出"无问男子女人，乘车船则心闷乱，头痛吐逆，谓之注车注船，特由质性自然，非关宿挟病也"，充分认识到其发病与体质因素的重要关系。

《诸病源候论》对疾病的地方性也有深入论述，如对岭南"瘴气"的发生，是由于"杂毒因

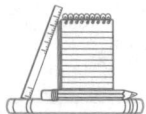

暖而生"，三吴以东的"射工""水毒"则是由于水源传染，并且指出这些疾病的发生与流行，与气候变化、地理条件有着密切的联系。

（三）对治疗手段的丰富

与其他医家著作不同的是，《诸病源候论》每候多无具体的治疗方药，但附有补养宣导之法。全书共载养生方或导引法 289 条，具体方法 213 种，具有辨证施功的特色。如"肝病候"后附的方法是"肝脏病者，愁忧不乐，悲思嗔怒，头眩眼痛，呵气出而愈"；"心病候"后附"心脏病者，体有冷热。若冷，呼气出；若热，吹气出。又云：左胁侧卧，口纳气，申臂直脚，以鼻出之，周而复始，除心下不便也"。这些描述说明巢元方对导引之法有着深入的了解，也标志着导引术在医学上的应用进入了成熟阶段。

第三节　孙思邈与《千金方》

案例导入

《大医精诚》与《希波克拉底誓言》

《希波克拉底誓言》是约 2400 年前古希腊著名医学家希波克拉底警诫人们的职业道德的圣典，是向医学界发出的行业道德倡议书，是医学生入学后的第一课。《大医精诚》是孙思邈所著《备急千金要方》的第一卷，从精、诚两个方面论述医者仁心仁术，是中医药典籍中论述医德的重要文献，为习医者所必读。

一、孙思邈生平简介

孙思邈（581—682），隋末唐初京兆华原（今陕西省铜川市耀州区）人，唐代著名医药学家，少时因病学医，终成一代大师，为中医药学的发展作出了重要贡献，后世尊称其为"药王"，是一位功垂百世、德著千秋的苍生大医。

孙思邈自幼好读书，通老、庄及百家之说，兼好佛典，精通道教典籍，因处乱世，萌生隐世之志。孙思邈修道家之说，是当时著名的道士，一生重视养生，济世活人，在民间享有很高的声誉，在道教历史上也具有很高的地位。

孙思邈 18 岁立志学医，20 岁即悬壶乡里，一生淡泊名利，多次推却朝廷召请，无意入仕，致力于医药学研究，对内、外、妇、儿、五官、针灸各科都很精通，是继张仲景后第一个全面系统研究中医药的先驱者，对中医药学的发展有着不可磨灭的贡献。

孙思邈在济世救人的同时，勤于著述，一生著书 80 余种，其中尤以《千金要方》《千金翼方》影响最大。《千金要方》共 30 卷，分 232 门，载方 5300 首；《千金翼方》系孙氏晚年之作，系对《千金要方》的补充，分 189 门，载方近 3000 首。两书合称《千金方》，是对唐代以前医药学成就的系统总结，是我国古代中医药学经典巨著之一，对后世医家影响深远。

二、孙思邈的医德思想

孙思邈之所以将其著作命名为《千金方》，是因为他认为"人命至重，有贵千金，一方济之，德逾于此"。孙思邈在长期的医疗实践中，身体力行，不慕名利，医德高尚，是我国医德

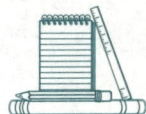

思想的创始人，与希波克拉底（古希腊）和盖伦（古罗马）一起被西方医学界誉为"医学论之父"。孙思邈的医德思想主要有以下几个方面。

第一是要精医术。孙思邈认为医者要刻苦学习，勤学精通，他认为医道是"至精至微之事""惟用心精微者，始可与方于兹矣""学者必须博极医源，精勤不倦，不得道听途说，而言医道已了，深自误哉"，奠定了中医伦理学说的基础，对后世影响深远。

第二是要施仁德，诚心救人。"施仁德"的医德思想来源是传统儒家思想，儒家的核心思想是"仁""医乃仁术"，孙思邈医德思想始终贯穿着"仁"，如《大医习业》中说"不读五经，不知有仁义之道"。

第三是要去名利。孙思邈深研道家学说，强调不计功利，认为"去名利"是大医必须具备的素质，并且身体力行，他说："凡大医治病……不得问其贵贱贫富，长幼妍媸，怨亲善友，华夷愚智，普同一等，皆如至亲之想。""勿避险巇、昼夜、寒暑、饥渴、疲劳，一心赴救，无作功夫形迹之心。如此可为苍生大医，反此则是含灵巨贼。"

第四是要尊同道。他告诫"医人不得恃己所长"，反对"道说是非，议论人物，炫耀声名，訾毁诸医，自矜己德"，提倡尊敬同道，互相学习，共同进步，做到"一事长于己者，不远千里，伏膺取决"。

孙思邈系统地总结了唐代以前优良的医德传统，并著有《大医精诚》《大医习业》等千古名篇，他不仅是我国古代医学伦理学的重要开拓者，也是中国医学伦理精神的倡导者和实践者，奠定了医学伦理道德学说的基础，建立了医学伦理道德学说的框架，树立了崇尚医学伦理道德的典范，为提升医学人文精神作出了重要贡献，影响深远。

三、《千金方》的医学成就

（一）对中医临床学科的贡献

孙思邈重视学习和继承前人经验，尊古而不泥古。他对仲景学说研究颇深，将伤寒归为 12 论，提出伤寒禁忌 11 条，将《伤寒论》的内容较完整地收录在《千金要方》中，对《伤寒论》的保存和流传起到了积极作用；他还创立了从方、证、治三方面研究《伤寒杂病论》的方法，成为后世以方类证的端倪。

孙思邈在临床实践上重视妇科、儿科病的诊治，《千金要方》中有《妇人方》3 卷、《少小婴孺方》2 卷。书中对妇女孕期前后注意事项的描述与现代医学高度吻合，对一些妇科特殊疾病有明确的认识；对婴儿生长的观察及护理方法记述尤为详尽。该书对妇科、儿科的专科独立发展起到了促进作用。

《千金方》中首次提出以脏腑寒热虚实为纲的杂病分类辨治方法，为中医内科辨证施治提供了新的方法，与现代医学按系统分类高度相似。他将飞尸鬼疰（类似肺结核）划归肺脏论治，提出霍乱是饮食不洁引起的。书中对附骨疽（类似骨关节结核）好发部位的描述、消渴与痈疽关系及其他疾病的记载，显示了其对疾病较高的认识水平。经过长期的观察和探索，他认为甲状腺肿大是由于山中的水质不洁而致，可用海藻等药物来治疗；他首先提出用谷白皮煮粥常服，以预防脚气，疗效甚佳；他还总结出治疗夜盲症、绦虫、痢疾的特效药方，临床疗效显著。

（二）对针灸学的贡献

孙思邈对针灸有很深的研究。《千金方》中关于针灸学的内容有 5 卷，对针灸腧穴理论和针灸临床治疗有着详尽的论述。孙氏认为"针灸而不药，药而不针灸，尤非良医"，主张针药兼

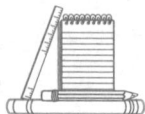

施，针灸并重，同时强调看脉施针、辨证施针，体现了因人、因病施针、施灸的思想，为后世临床所遵循。孙思邈完善了针灸学的方法论，创造性地提出了五输穴春取荥、夏取输、季夏取经、秋取合、冬取井的按季取穴法。孙思邈还详细论述了针灸禁忌，提出四条须遵循："针皮毛腠理者，勿伤肌肉；针肌肉者，勿伤筋脉；针筋脉者，勿伤骨髓；针骨髓者，勿伤诸络。"孙思邈总结了禁灸穴位25个、禁针穴位8个、不可深刺穴位6个。他指出针刺之时要保持情绪稳定，注意寒热、饥饱、房室等情况，这些都具有较好的临床指导意义。孙思邈还完善了经外奇穴，补充了唐以前对经外奇穴认识的不足。他第一个提出阿是穴的概念，其内容在《黄帝内经》"以痛为腧"的基础上又有所发展。孙思邈还提出了"同身寸""以绳比穴"等取穴法，有些方法至今仍在沿用。

（三）药物学成就

孙思邈在药物学上作出了巨大贡献。他致力于药物研究，所著《千金翼方》收录药物800余种，其中200多种详细介绍了相关的采集和炮制等知识，内容丰富，价值颇高。孙思邈强调采药季节的重要性，突出采药时间对药物性味功效的影响，认为"凡药皆须采之有时日，阴干曝干，则有气力，若不依时采之，则与凡草不别，徒弃功用终无益也""夫药采取不知时节，不以阴干、曝干，虽有药名，终无药实，故不依时采取，与朽木不殊，虚费人功，卒无神益"。《千金翼方》列举了233种药物的采取时间，并就阴干、曝干、火干加以说明。孙思邈在七品分类的基础上，进一步完善了药物的品次分类，首创按药物的主治功用进行分类，将药物共分为治风、温痹腰脊等65类，以总摄诸病，为后世医药学研究开辟了新的路径。孙思邈十分重视药物的炮制，《千金方》中要求炮制的药物共有390余种，对药物的质量提出了更高的要求。书中对熟地黄的炮制，采取"九蒸九晒"的方法，流传至今；还丰富和发展了附子、乌头等有毒药物的炮制理论和方法，具有重要意义。书中关于蜜制、炼膏、酒剂配法等论述，也是中药炮制的宝贵经验。孙思邈非常重视药物的保管，是医药史上第一位提出"药藏"的医家，他指出"想诸好事者，可贮药藏用，以备不虑"。《备急千金要方·药藏》对药物的防潮、防鼠、防霉的措施和器具都提出了明确的要求，比如用瓦器贮藏果实及种子类药，用瓷器贮藏丸散类药等，对后世药物的贮藏保管有着重要的指导意义。孙思邈十分讲究药材的产地，《千金方》还列有专节论述道地药材，记载了各地"进御"的药物，分133州、519种，认为这是鉴别药材品质优劣和临床疗效高低的重要条件之一。

（四）养生学成就

孙思邈作为道教的重要代表人物，平素非常重视养生，其养生理论的核心在于养性。《千金要方·养性》指出："夫养性者，欲所习以成性，性自为善，不习无不利也。性既自善，内外百病皆悉不生，祸乱灾害亦无由作，此养性之大经也。"其中之义不但蕴含着要效法天道、顺其自然之义，而且强调要养成良好的习性，不沾染不良习性。同时，孙思邈在生活饮食上也总结了许多有益的经验，他说"安身之本，必资于食"，强调"厨膳勿使脯肉丰盈，常令俭约为佳"，同时告诫人们不要大饥、大饱，"莫强食，莫强饮"。孙思邈在养生实践中特别重视按摩导引之术，在具体方法上有着重要突破，他整理搜集了"老子按摩法"和"婆罗门按摩法"，创编了摩拭等导引之法，行之可增进健康，祛病延年。孙思邈在生活起居上有着先进的理念，他主张生活简朴，淡泊名利，要"顺四时而适寒暑""服天气而通神明"，顺应阴阳四时的变化，积极锻炼身体，调摄精神情志，保养维系正气，如此才能达到延年益寿的目的。在居住环境上，孙思邈也认识到环境好坏与人体健康的重要关系，强调要做到人与自然的和谐相处。

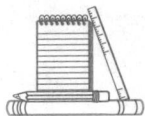

扫一扫，查阅
复习思考题
答案

复习思考题

1. 说出魏晋隋唐至五代时期具有代表性的医学著作。

2. 简述葛洪及其《肘后备急方》的医学成就。

3. 简述巢元方及其《诸病源候论》的医学成就。

4. 简述孙思邈及其《千金方》的医学成就。

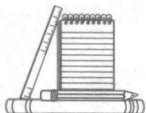

第四章　宋金元时期

【学习目标】
1. 了解宋金元时期的医事制度。
2. 熟悉宋金元时期医药学的主要成就与代表医家的学术主张。

宋金元是中国医学发展的黄金时期，宋代印刷术的成熟、指南针的发明与应用，为医药交流和传播提供了条件，对中国历史乃至世界历史都产生了重要影响。

宋代是我国科技、经济、文化发展的重要时期，医学发展在宋代空前繁荣，临床各科都取得了突出成就。随着惠民局、和剂局等机构的创建，翰林医官院开始掌管医政及医疗，设立了诸多保健和慈善机构，使宋代医事管理制度进一步完善，成药的研制达到空前水平；对医学教育更为关注，医学教育趋向正规化、多元化、合理化；宋朝政府组织人力，大规模编修本草，并创立校正医书局，对本草学的发展，中医文献的保存、传播作出了重要贡献；对中医进行进一步分科，由唐代的四科发展为九科，以朱肱《伤寒类证活人书》、唐慎微《经史证类备急本草》和陈自明《妇人大全良方》等为代表的名医名著层出不穷。世界上现存第一部系统法医学著作《洗冤集录》和对宋代以前针灸学成就予以系统总结的《铜人腧穴针灸图经》问世，影响深远。王惟一创制的针灸铜人，对宋代及后世针灸学的发展起到了重要的推动作用。

金代、元代在文化、制度上深受汉族影响，整体上继承和保留了宋代的医事制度和医学成就。刘完素、张元素、张从正、李杲、朱震亨等医家，在实践中对医学理论进行了更加深入的探讨，阐发了各自的不同认识，创立了各具特色的理论学说，开拓了中医学发展的新局面。"金元四大家"作为医学教育的先驱和实践者，不仅引领了数百年的医学学术争鸣，同时形成了各自的传承体系，各派学术思想时至今日仍有深远的影响。

第一节　宋金元时期的医事制度

北宋数位皇帝对医学的重视，使宋代医事制度在沿袭唐制的基础上又有所发展，其功能除卫生行政、医学教育、宫廷医药外，还涵盖了药材交易、社会抚恤等其他历史时期政府较少干预的领域，对医学发展有较大推动。

一、宋金元时期的医政机构

宋代实行官名与实际职务分离的制度。医事行政与医学教育各设机构，翰林医官院负责医政和医疗，太医局分管医学教育和人才培养，二者各有专责。金元时期的医政制度则多仿宋代。

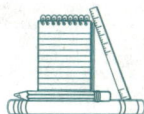

（一）宋代的医政机构

是宋代最高的医药行政管理机构，以供奉皇帝、后宫及宗室的医疗、用药为主，承诏为大臣、百官及众人诊治为辅，同时对军旅、官衙、学校派出医官，管理医药等事务。元丰五年（1082），翰林医官院更名为翰林医官局，职能依旧。

翰林医官院置使、副使各两人，并领院事，下设尚药奉御、直院、医学、祗候等职。起初医官为武职，宋徽宗时改为文职，有"大夫""郎中"等20余种职位，医官最多时曾达1000余人。翰林医官的选拔，规定必须在40岁以上，经过本科经义或方脉用药考试合格后方能录用。成绩优秀者留翰林医官院，其他则为医学博士或外州医学教授。

此外，宋代还设有多种类型的医疗、慈善机构。安济坊，主要收留"不幸而有病，家贫不能拯疗者"；保寿粹和馆，主要治疗宫廷人员的疾病；养济院，由私人募捐兴办，并在一定程度上得到朝廷的支持，供四方宾旅及患者疗养之用；居养院，收养鳏寡孤独，贫困不能自存者；福田院，用以安置老疾乞丐；慈幼局，主要收养遗弃幼婴，并置乳母喂养；漏泽园，是官府用以安葬无名尸体和家贫无葬地者的公共墓地，客观上改善了环境卫生，对防止疫病流行具有一定的积极意义；病囚院，亦称病牢，为犯人提供医疗服务。

这些机构设置的时间或长或短，但从侧面反映了宋代医政设置之完备。宋代病坊备有病房，以及记录医生治疗效果与失误的"手历"（类似今之病历记录表），以便年终考绩，其组织已渐具"医院"雏形。宋代还以法律形式规定了医生的职业道德和对医疗事故的处理方式，注重保护婴童，关注饮食卫生。上述举措对我国的医学发展产生了深远的影响。

（二）金元的医政机构

金代官制缺乏系统性，往往随事置官，亦同样设立太医院统管医政和医学教育，隶属于宣徽院。太医院的最高长官是太医院提点，下设院使、副使、判官等职务，"掌诸医药，总判院事"。太医院中设管勾主管医学教育，还设有各种职务的太医和医官。

元代基本沿袭宋、金的医官制度，太医院为最高的医事管理部门，曾一度改称尚医监，其行政隶属于宣徽院。其长官为宣差，后改为尚医监、太医院提点等，下设院使、副使、判官等名目。大德五年（1301），升太医院为正二品，地位高于六部，这在中国古代社会是空前绝后的。

二、宋金元时期的药政机构

宋金元时期的药政机构主要有"御药院""尚药局""广惠司"等。为了加强对药物的统一管理，北宋设立了官药局，并一直延续到元代，这是世界医政史上的一个创举。

（一）宋代的药政机构

宋代的专职药政机构有"御药院""尚药局"等。御药院保管国内外进献的珍贵药品，供帝王用药。下设生熟药案，掌管皇帝日常所需的汤药，以及制作赏赐臣僚的夏药、腊药等。尚药局为最高药政机关，掌管供奉御药和剂、诊候治病之事。

宋神宗熙宁九年（1076），宋廷在汴梁（今河南开封）开设了中国医学史上第一所制作和出售成药的官办药局——太医局熟药所，又名"卖药所"。太医局熟药所依据"复方"制成膏丹丸散、药酒出售，是中医学史上的创举。不少成药（或加改进）传至今日，仍是治病良药。崇宁二年（1103）卖药所增至7所，其中5所仍名"熟药所"，另两所则称"修合药所"。政和四年（1114），前者改称"医药惠民局"，后者改称"医药和剂局"。药局除在京城发展外，逐渐推广到全国各地。南宋时，在临安重新建立药局，后亦改称"太平惠民局""和剂局"。"惠民局"一直

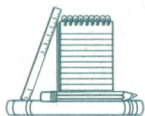

延续到元代。

宋代官药局不仅具有一定规模，而且其组织结构和规章制度也较完善。局内设各级官员对成药的制作和出售进行监督。药材的收购和检验有专人管理，规定所购药材必须保证质量，库存药材中霉烂变质者，必须立即处理。药局还制定了轮值制度，以及每逢夏季、冬季和疫病流行时的施医给药制度等。为了丰富成药的品种，提高药物疗效，官药局除派遣专人征收民间有效单方、验方外，还设专人从事药物炮制的研究，使成药的研制达到了空前水平。

随着宋朝廷的日益腐败，药局不可避免地出现了许多弊端，甚至成为贪官污吏图谋私利的场所，但对宋代官药局在医学史上的作用和地位仍应予以充分肯定。

（二）金元的药政机构

金代专门的药政机构有尚药局、御药院，尚书礼部下有惠民司，负责汤药、医药等事宜。

广惠司为元代药政机构，掌管制配医药，其属下专设有回回药物院。广惠司主要职官有20多人，内设提举、卿、少卿、司丞、知事、照磨等官职。广惠司集中了相当多的回族医家，他们将西方医药传入中国，为丰富中国医学宝库作出了不可磨灭的贡献。

元代还在大都（北京）与上都（内蒙古开平）设惠民药局，各路则分设其局，掌管售卖药剂，"择良医主之，以疗贫民"。又设广济提举司，"掌修合药饵，以济贫民"。为了防止"假医为名，规图财利"，明令禁止乱行针药，禁售巴豆、砒霜及各种堕胎药物等，违者概处以重罪。

三、宋金元时期的医学教育

宋代对医学教育非常重视，医学校被纳入国家官学系统，成为推动宋代乃至金元医学发展的重要基础和动力。

（一）宋代的医学教育

北宋初年，朝廷在太常寺下设立太医署，后改称太医局，以传授医学、试选医官为主要工作，兼以选配医生（太医局学生）为在京三学与诸军治病，或应钦差特赴灾区治病、送药等。崇宁年间，太医局改隶国子监，其行政组织、学生待遇一概"仿太学立法"，从而使医学校第一次被纳入国家官学系统。

宋代医学生分9科：大方脉、风科、小方脉、眼科、疮肿兼伤折疡科、产科、口齿兼咽喉科、针灸科、金镞兼书禁科。9科医生名额不定，熙宁九年（1076）以300人为额。学生年龄须在15岁以上，在局听读1年后，经考试合格，候补为正式学生。课程除原有《素问》《难经》《诸病源候论》《太平圣惠方》外，加习《神农本草经》，以改变以往缺乏本草教学的局面。

除中央太医局外，地方医学教育也逐渐兴起。各州郡都设医学博士教习医书，其规章也多循太医局。1104年，地方医学已普遍设立，以现存官员中精通医术与文章者兼任医学教师。其后，各州县医学又分斋教养，并设立医学贡额，使地方医学进一步发展。

（二）金元时期的医学教育

金代医学教育仿宋制，设有10科，但学生较少，仅50人，太医考试每3年1次，成绩优秀者可充当医官。

元代很重视医学教育，从1262年起，在各地建立医学校；1273年，设立专门管理医学教育的医学提举司。凡各地医生的考核、选拔，医书的编审，药材的辨验都属其职责范围。教育分为13科（后合为10科）。对医学教授也要进行考核，当教学质量低劣，医学生完不成功课时，要对教授等人进行经济处罚。1305年，又规定学医必须精通四书，并进行考试。

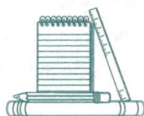

第二节　古医籍的整理与成就

宋金元时期，印刷技术的革新使医学著作得以广泛传播。一方面，国家系统校订、刊行了大批医书；另一方面，当时政府及医家进行了许多研究和著述。其中既有古医籍整理，也有方书的编著，还有专科著作，这对医学的推广与提高起到了重要作用。

一、本草学成就

宋金元时期，药物学获得了进一步发展，表现为综合性与专题性研究本草的著述更加丰富，其中有新发现药物、用药知识与经验、药物鉴别、炮制方法等的汇集与综合，也有药理与食疗等方面的专题研究与发挥。

（一）综合性本草学著作

宋代对本草论著的编撰十分重视，两宋时期共修成本草著作 80 余部，其中记载的药物品种总数达 1800 余种。除私人所修的多部本草著作外，官府也组织人力大规模编修本草，成为这一时期药物学著作编撰的主流。

开宝六年（973），宋廷诏令翰林医官刘翰、马志等 9 人重修本草。他们在《新修本草》和《蜀本草》的基础上，以《本草拾遗》为参考，编撰了《开宝新详定本草》。次年，经翰林学士李昉等人校阅，定名为《开宝重定本草》，共 20 卷，记载药物 983 种，其中新增 139 种。

嘉祐二年（1057），掌禹锡、林亿、苏颂等人在《开宝重定本草》的基础上，重加编撰，经 3 年编成，定名《嘉祐补注神农本草》，共 21 卷，记载药物 1082 种，收罗了多种医药书籍以及经史百家中的药物知识。

宋王朝于嘉祐三年（1058）向全国征集各郡县所产药材的实物图，并令注明开花结实、收采季节及功用等。凡进口药材，则要求查询收税机关和商人，辨清来源，选出样品，送往京都。这实为一次全国性的药物大普查，堪称世界药学史上的壮举。这些资料由苏颂整理，于嘉祐六年（1061）编辑成《本草图经》20 卷，载药 780 种，在 635 种药名下绘图 933 幅，是我国现存第一部刻版药物图谱，对后世本草图谱的绘制有很大影响。该书还重点讨论了药物的来源和鉴别，把辨药和用药结合起来，收载了大量单方、验方。

宋代私人编制的本草书也有很多，其中最突出的是唐慎微的《经史证类备急本草》。该书共 32 卷，约 60 万字，收载药物达 1558 种，并附有图谱，其中灵砂、桑牛等药物皆为首次载入。每药下随文附图，有论说、主治、功用、炮制方法与附方。宋廷在此基础上稍加修订，作为国家药典颁行，先后有《经史证类大观本草》《政和新修经史证类备用本草》《绍兴校定经史证类备急本草》问世。

（二）专题性本草学著作

宋金元时期，专题性本草著作争相涌现，并在药物鉴别、药理研究、药物炮制、食养食疗等方面进行了深入研究与阐发。

北宋寇宗奭《本草衍义》用调查和实验的方法来证实旧说之非，辨析药物的来源、生态和真伪优劣，并重视药理研究与阐发，他认为"寒热温凉"是药性，"酸苦甘辛咸"是药味，"香臭腥臊"是药气，提出了气味新说。《证类本草》有丰富的药物炮制内容，既收录了《雷公炮炙论》中 300 种药物的炮制方法，又收载了《本草经集注》中的"合药分剂料理法则"，在保存药物炮

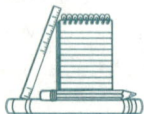

制资料上有重要贡献。《太平惠民和剂局方》不但研究了许多成药的制备方法，记载了 185 种中药饮片的炮制标准，还详细描述了各种炮制方法。《证类本草》《苏沈良方》均载有"秋石"（尿甾体性激素）阳炼和阴炼两种制备方法，其中阳炼法成功地应用了皂苷沉淀甾体这一特异反应，是世界上提炼"性激素"的最早记载。

宋金元时期还对食物的营养及调配进行了探索，元代忽思慧的《饮膳正要》就是一部论述食物营养、饮食卫生和食物疗法的专书，全书主旨在于"食补"，对日常食物，如米谷、禽兽、菜果等性味、功用论述详细。还以正常人膳食标准立论，制定一般饮食卫生法则，如夜晚不可多食，主张睡前刷牙、食后漱口等。

二、方书的编著与发展

（一）官修方书

宋政府组织医官集体编纂方书，在方书和方剂学著作方面取得了较大成就。

《太平圣惠方》由翰林医官王怀隐等奉诏编著，共 100 卷，分为脉法、处方用药、五脏病证、内、外、骨伤等，共 1670 门，载方 16834 首。每证之前，均以巢元方《诸病源候论》冠于首，其后详列处方和各种疗法。该书保存了两汉至隋唐间的许多名方，还记录了许多已佚医书的内容。

北宋大观年间，诏令陈承、裴宗元、陈师文等医官将官药局所收制剂处方加以编订，编纂成《和剂局方》5 卷，分 21 门，收 297 方，其后时有增补。宋南渡后，药局改为"太平惠民局"，《和剂局方》也改称《太平惠民和剂局方》，并颁布全国，为世界上最早的国家药局方之一。此时全书已达 10 卷，附《用药指南》3 卷，载方 788 首。每方之后除详列主治证和药物外，对药物炮制法和药剂修制法也有详细说明。目前临床常用的方剂，如至宝丹、紫雪丹、牛黄清心丸、苏合香丸、三拗汤、华盖散、凉膈散、藿香正气散，以及妇科常用的四物汤、逍遥散，儿科常用的五福化毒丹、肥儿丸等均出自此书。此外，该书也有一些方剂有药味庞杂、叙述夸张等缺点。

《圣济总录》共 200 卷，北宋政和年间由朝廷组织全国著名医家，广泛搜集历代方书及民间方药而成。全书录医方近 2 万首，包括内、外、妇、儿、五官、针灸、养生、杂治等 60 余门。所载病证分理、法、方、药、炮制、服法、禁忌等项论述，内容相当充实。自北宋开国以来，医家临床所用之有效方剂无不网罗。

（二）私修方书

《普济本事方》，南宋许叔微著。全书共 10 卷，分 23 门，载方 300 余首，既有古代经验方，又有个人临床验证，如引述崔元亮《海上方》用生地黄一味治心痛，以及黄连、羊肝治眼病等。另记述消渴分甜病消渴、消中、消肾三类，符合糖尿病的临床实际。

《三因极一病证方论》，南宋陈言著。全书共 18 卷，分 180 门，载方 1500 余首，有方有论，论后附方，使读者易于洞晓病因，论因求治。

《济生方》，南宋严用和著，全书共 10 卷，分 80 门，载方 400 首。原书已佚，现从《永乐大典》辑出，共 8 卷，著名的归脾汤、济生肾气丸、济生橘核丸、清脾散等方剂均源出此书。

其他如苏轼、沈括的《苏沈良方》，张锐的《鸡峰普济方》，董汲的《旅舍备要方》，王衮的《博济方》等各科著名方书不胜枚举。

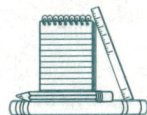

三、医籍的整理与刊行

（一）"校正医书局"对医籍的校勘与整理

1057 年，宋朝廷设立"校正医书局"，集中了一批当时知名的学者和医家，如掌禹锡、林亿、高保衡、孙兆等，有计划地对历代重要医籍进行收集、考证、校勘和整理，历时十余年，取得了巨大成就。《素问》《伤寒论》《金匮要略》《金匮玉函经》《脉经》《针灸甲乙经》《诸病源候论》《千金要方》《千金翼方》《外台秘要》等，都是经过此次校订、刊行后流传下来的。其中对《素问》一书就"正谬误者六千余字，增注义者二千余条"，使古代医籍得以流传至今，对当时医学的发展有着重要贡献。

（二）宋金元医家对古医籍的研究

宋金元医家对著名医籍也进行了大量的研究工作。滑寿的《难经本义》是这一时期研究《难经》的代表作，该书综合了历代医家对《难经》的注释，辨论较精，考证也详，对后世有相当影响。

当时对《伤寒论》的研究更是蔚然成风。韩祗和著有《伤寒微旨论》2 卷，该书是研究《伤寒论》的较早著作。庞安时著《伤寒总病论》6 卷，对小儿伤寒、妇人伤寒、暑病、斑痘等的论述均补充了《伤寒论》之不足，是对张仲景学说的重要发展。朱肱的《伤寒类证活人书》就《伤寒论》中的各个专题进行具体说明，以便医家领会，他认为"仲景证多而药少"，所以从《千金要方》《外台秘要》中选录了有关方剂百余首补入。许叔微的《注解伤寒百证歌》以七言歌诀形式，将《伤寒论》的内容概括为"百证"，阐述了《伤寒论》的辨证论治原则。金代成无己著《注解伤寒论》10 卷，根据《黄帝内经》《难经》和《伤寒论》的本身条文，对《伤寒论》中所述病机、病变及处方用药作了多方面阐述，对学习研究《伤寒论》原有宗旨具有重要意义。

（三）各科专门著作的刊行

宋代医学临床各科都取得了非凡成就，出现了一批著名专科医家和专门著作，如宋神宗时儿科名医钱乙的《小儿药证直诀》。钱乙主张不拘成方，对症下药，他对儿科病证特征有较正确的认识，其思想对中医基本理论的发展也有较大影响。该书在小儿生理上强调"五脏六腑成而未全，全而未壮"，指出小儿病理"易虚易实""易寒易热"，故在治疗原则的确定上主张"柔润"，反对大泻、蛮补和痛击之法，论述严谨科学。宋代时外科学也有较大发展，南宋名医陈自明所著《外科精要》，是中医外科学史上的重要著作。妇产科是北宋新创的分科，著作以陈自明《妇人大全良方》24 卷最著名，分调经、众疾、求嗣、胎教、妊娠、坐月、产难、产后 8 门，每门数十证，总 260 余论，该书对孕妇的卫生和妊娠疾病，以及胎位转正、产后护理，都有系统论述，对后世影响很大。

第三节　王惟一与针灸铜人

一、针灸学的发展与《铜人腧穴针灸图经》

针灸学在两宋时期有很大发展，是我国针灸发展史上一个里程碑。两宋的针灸文献专著有影响者近 10 种，综合性医书之论针灸者甚多。《圣济总录》统一了经穴排列顺序，为经穴理论的条理化、系统化、规范化奠定了基础。医学家兼长针灸者甚多，其中影响较大者有王惟一、许

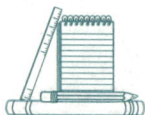

叔微、王执中、窦材、庄绰等。作为官书问世的《铜人腧穴针灸图经》，对宋代以前的针灸学成就进行了一次系统的总结，由政府颁行全国，与针灸铜人相辅行世。

《铜人腧穴针灸图经》共 3 卷，共记载腧穴 657 个，除去双穴则有 354 个，其中青灵、厥阴俞、膏肓俞、灵台、阳关等穴是新增加的穴位。穴位排列兼采《针灸甲乙经》和《千金方》之长，既有按十四经脉循行排列者，如卷一、卷二；亦有四肢按十二经次序排列者，其余穴位则将人体分为偃、伏、侧、正 4 个面进行叙述；头部、面部、肩部、侧颈项、侧腋、侧胁等，则按部位论述。

二、针灸铜人简介

王惟一（约 987—1067），或名惟德，曾任翰林医官、殿中省尚药奉御等职，并在太医局教授医学，精于针灸。天圣四年（1026），宋政府征集、校订医书，王惟一奉诏考订针灸著作，他按人形绘制人体正面、侧面图，标明腧穴的精确位置，并搜采古今临床经验，汇集诸家针灸理论，撰书 3 卷。宋仁宗又命其"考明堂气穴经络之会，铸铜人式"，于是王惟一负责设计，政府组织工匠，于天圣五年（1027）以精铜铸成人体模型两具，王氏所撰针灸著作遂名为《铜人腧穴针灸图经》。

根据文献记载，铜人体同成年男性，由青铜铸成，躯体外壳可以拆卸，胸腹腔能够打开，腔内五脏六腑可见，体表则刻十四条经络循行路线，且经络上穴位悉备，穴位与体腔相通。教学时，铜人是针灸学生等学习针灸经络穴位的依据；考试时，铜人体表涂蜡，穴位、经络被覆盖之后，孔穴亦即被蜡所堵，再向体内注入水银（一说注入水），令被试者选穴针刺。若取穴有误，则针不能入；如果取穴正确，则水或水银从拔针后之针孔中射出。

针灸铜人的设计和制造是医学史上的一大创举，使得经穴教学更为标准化、形象化、直观化，对于指导医学生学习针灸经络穴位非常实用，成为考量学生对穴位掌握程度的考试工具。为使针灸得到普及推广，王惟一还将《铜人腧穴针灸图经》刻于石碑，与针灸铜人并列于汴梁大相国寺，供民间医家参观学习。

第四节　宋慈与《洗冤集录》

一、法医学发展概述

法医学远在秦汉时已经萌芽，但长期以来一直是研究"个案"。五代时和凝父子汇集史传所载平反冤狱等案件，著《疑狱集》3 卷，以供司法官员参考。庆历五年（1045），宋军平定欧希范叛乱，在处死欧希范等人后进行解剖，派医生及画师观察并绘制人体器官的位置与形状，这就是著名的《欧希范五脏图》，是已知最早的人体解剖图谱。北宋末年，泗州（今江苏盱眙西北）地方官在处死死刑犯后也进行解剖，派医生和画师绘制内脏图，称《存真图》，很快取代《欧希范五脏图》，成为当时及后世生理解剖学图著的范本。宋以后医籍中所描述的人体脏腑图形及其文字说明基本来源于《存真图》。

北宋前期，官员判案往往不重视证据，自宋神宗以后，官员大多重视依法判案，重视证据。两宋之际的赵全编撰《疑狱事类》，分类纂集各种刑案，以便官员查检。南宋高宗时，郑克编纂《决狱龟鉴》（又名《折狱龟鉴》），收集自春秋时郑国子产到宋朝的 395 事，分为 20 门，为法医

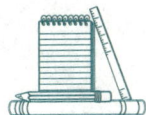

学提供了历代的案例。

在审理致死人命的案件中，验尸是取证的重要手段。宋孝宗时，两浙西路提点刑狱郑兴裔创制《检验格目》，于淳熙元年（1174）五月颁行全国，为法医学的建立奠定了基础。其后湖南、广西两提点刑狱司先后刊印《正背人形（图）》，令在伤损之处依样以朱红书画横斜曲直，并在检验时唱喝伤痕，令罪人共同观看所画图本，然后方可画押。嘉泰四年（1204），《检验正背人形图》作为《检验格目》的附件一起发给检验官员使用，使检验尸体的过程更加规范化。《内恕录》等多部法医学著作相继问世，而在法医学领域取得巨大成就的当推宋慈及其《洗冤集录》。

二、《洗冤集录》简介

宋慈（1186—1249），字惠父，福建建阳人，进士出身，南宋著名法医学家，被尊为世界法医学鼻祖。他曾任广东、江西、广西、湖南提点刑狱，积累了丰富的法医经验，对人体解剖、验伤、验尸、现场勘察、机械性死伤原因之鉴别、自杀他杀之鉴别、动植物毒药、急救、解毒等，均有不少科学的论断。他所撰的法医学名著《洗冤集录》于淳祐七年（1247）刊行，成为中国古代法医学发展的一座里程碑。

《洗冤集录》对自杀与他杀、暴力死与非暴力死、机械性死亡、毒死、病死、受伤死等，都有比较科学的论断，如认为自缢和被勒死后假作自缢的区别是："真自缢者，用绳索、帛之类系缚处，交至左右耳后，深紫色，眼合唇开……若被人打勒杀，假作自缢，则口眼开……痕迹浅淡……身上别有致命伤损去处。"还对人被勒死的各种情况及不同的绳痕加以区别。又如区别溺水死亡与被打死后推入水中，自己"落水则手开，眼微开，肚皮微胀；投水则手握，眼合，腹内急胀""若被人殴打杀死，推在水内……其尸肉色带黄不白，口眼开，两手散……肚皮不胀，口、眼、耳、鼻无水沥流出，指爪缝内并无沙泥，两手不拳缩"。又如"凡生前被火烧死者，其尸口鼻内有烟灰，两手脚皆拳缩"；若死后烧者，"口内即无烟灰，若不烧着两肘骨及膝骨，手脚亦不拳缩"等，皆符合人的生理机能反应原理。

《洗冤集录》是世界法医学史上第一部专著，成为自南宋刻印以来历代司法官员进行检验的指南。元代至清代虽有不少新的法医学著作，但无不以之为蓝本。《洗冤集录》还被译成朝、日、法、英、德等文本，成为很多国家审理案件及研究法医学的重要参考书，至今仍然是一部很有价值的法医学文献。

知识链接

宋代对残废的分级

唐律将残废（重伤、重病）分为3级：残疾、废疾与笃疾，但缺乏明确的标准。宋代则做了比较明确的规定（见《庆元条法事类·老疾犯罪》）。

1. 残疾：一目盲、两耳聋、手无二指、足无三指、手足无大拇指、秃疮无发、久漏下重、大瘿肿之类。

2. 废疾：痴哑、侏儒、腰脊折、一肢废之类。

3. 笃疾：恶疾、癫狂、二肢废、两目盲之类。

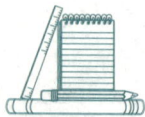

第五节　金元著名医家

《四库全书提要·医家类》说："儒之门户分于宋，医之门户分于金元。"中国医学在唐宋以前本无流派一说，自金元四大家始，医学才有了流派之争。金元医家的学说，不仅在理论上独树一帜，更重要的是改变了过去"泥古不化"的状况，打破了因循守旧、一味崇古的局面，开创了中医学术讨论、交流与争鸣的局面，对中医理论的深入研究、内容的充实提高和体系的完善起到了很大作用，至今仍有重要的现实意义。

一、刘完素与火热论

刘完素（约 1120—1200），字守真，号通玄处士，金代河间（今河北河间市）人，被后人尊称为刘河间。刘完素把《黄帝内经》理论与当时盛行的五运六气学说结合，对火热病证详加阐述，提出"火热论"的学术主张，自成一家之说。刘完素的主要著作有《素问玄机原病式》《宣明论方》《三消论》《伤寒标本心法类萃》等，其中以《素问玄机原病式》《宣明论方》尤能代表其学术观点。

自北宋以来，运气学说盛行，刘完素一方面主张"不知运气而求医无失者鲜矣"，另一方面强调"主性命者在乎人"，反对机械地搬用运气学说。他认为五运之中，四运各一，独火分君、相而有二；六气之中，四气各异其性，独暑与火却二气合而为一，则火与热在运气中居主要地位。他这种以运气的常变结合临证实践的阐述，较一般言运气者，更切合医疗实用。

火热学说的产生与当时热性病流行有着密切的关系。刘完素对《黄帝内经》深入钻研，认为《素问·至真要大论》所述的病机 19 条大多是火热为病，强调"六气皆从火化"。他一方面指出六气中风、湿、燥、寒诸气在病理变化中皆能化热生火，另一方面认为火热也往往是产生风、湿、寒、燥的原因之一。如风属木，木能生火；反之，热极亦能生风。积湿成火热，湿为土气，而火热能生土湿。风能胜湿，热能耗液，风热耗损水液则燥，而燥极亦从火化。寒邪闭郁，阳气不能宣散往往化热，所谓"火极似水"的表现也本于火。另外，刘完素还强调"五志过极皆为热甚"。

刘完素对火热病的治疗以清热通利为主，善用寒凉药物，故后世称之为"寒凉派"。他从表证和里证两方面来确定火热病的治疗法则。怫热郁结于表的，用辛凉或甘寒以解表。表证兼有内热的，一般可用表里双解法，散风壅，开结滞，郁热便自然解除。里热治疗如表证已解，而里热郁结，汗出而热不退者都可用下法，以大承气汤或三一承气汤下其里热。热毒极深，以致遍身清冷疼痛、咽干或痛、腹满实痛、闷乱喘息、脉沉细，乃热毒极深、阳厥阴伤所致，以承气汤与黄连解毒汤配合使用，必要时可兼用养阴药物。若下后热虽未尽，而热不盛的，则宜用小剂黄连解毒汤，或以凉膈散调之。可见，刘完素对火热病的病理变化，在《素问》病机的基础上有所发展，并从临证上总结出治疗热性病的原则，创见颇多，对后世温热病的治疗有很大影响。

刘完素的"火热论"是从火热病的多发性和普遍性的角度加以强调，在辨证施治的原则下提出的。如治泻利，属热的用苦寒剂（如芍药柏皮丸），属寒的用辛热剂（如浆水散）；治伤寒，属热的用辛凉剂（如石膏汤），属寒的用辛温剂（如羌活散）；治中风，既用清热祛风的泻青丸，又用温经回厥的附子续命汤等。

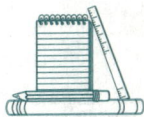

二、张元素与脏腑辨证论

张元素（生卒年代不详，约生活于 12 世纪），字洁古，金代易州（今河北易县）人。张氏的医学思想主要源于《黄帝内经》《难经》《伤寒论》，间取《华氏中藏经》、钱乙《小儿药证直诀》等，同时受到刘完素的一定影响。张氏的著述有《珍珠囊》《药注难经》《医学启源》《脏腑标本寒热虚实用药式》等。

张氏认为古今运气不同，古方不能治今病，强调必须因人、因时、因地而治。他在掌握《黄帝内经》要旨、撷取前人精华、结合自己实践的基础上，确立了"脏腑辨证说"，比较系统地论述了脏腑的生理和病理，脏腑标本、虚实、寒热的辨证，以及脏腑病证的演变和预后。他在《医学启源》一书中详述各脏腑天人相应关系、表里关系，并按"不及""太过""实""虚""寒""热"几大证候类型，描述各脏腑疾病的主要症状、脉象。他著述的《脏腑标本寒热虚实用药式》，为后世脏腑辨证学说奠定了理论基础。在临证杂病的治疗中，他积极地运用脏腑辨证手段指导用药，尤其是以五脏为中心，治疗一些常见病。他既取用钱乙和《太平惠民和剂局方》中的一些名方，又创制了大量富有特色的治疗脏腑疾病的新方，如水煮金花丸、人参石膏汤等。

张氏对药物性能有深刻的研究，创立了一整套系统的药物学理论，使之与临床应用紧密地联系起来，为后世中医学的发展奠定了重要的理论基础。他认为药有寒、热、温、凉之性，有酸、苦、辛、甘、淡之味，药物性味的不同组合，构成了不同的功效。为此，他对药物气味、归经、补泻等理论进行了深入探讨，并有所发挥，使遣方用药更加灵活。

张元素对脾胃也颇为重视，在治疗思想上强调"扶护元气（胃气）"，从而对后世医家，尤其对其传人李杲、王好古、罗天益和其子张璧的医学创新思想，以及"易水学派"的形成、发展，都产生了重要影响。

三、张从正与攻邪论

张从正（约 1156—1228），字子和，号戴人，金代睢州考城（今河南兰考县）人。他认为"古方不能尽治今病"，做过军医，也曾一度被召至太医院供职 4 年，后辞归乡里。他突出的学术主张是攻下法，反对囿于"局方"，滥用温燥，理论上力倡攻邪，被称为"攻下派"。张氏著有《儒门事亲》一书，共 15 卷，其中部分内容由时人麻知几、常仲明两人润色、撰辑而成。

崇刘完素之说，很重视五运六气变化与疾病的关系，他认为风、寒、暑、湿、燥、火等在天之邪，雾、露、雨、雹、冰、泥等在地之邪，最易使人患病，饮食酸、苦、甘、辛、咸、淡等的水谷邪气，亦为致病之因。这些病因或从外来，或自内生，都不是人体所固有的。因此，治疗当施以攻法，以速去其邪为首要。

张从正攻邪的具体方法，以《伤寒论》的汗、吐、下三法为原则。对于感受风寒之邪所发的疾病，在皮肤之间和经络之内的，可用汗法；风痰宿食，在胸膈或上脘的，可用吐法；寒湿痼冷，或热客下焦等在下的疾病，可用下法。他又根据《黄帝内经》中以酸、苦、甘、辛、咸、淡六味总括药物的方法进行分析归纳，认为辛、甘药物归于汗，酸、苦、咸归于吐，淡味归于下。张氏认为凡有上行作用的，皆属于吐法，包括引涎、漉涎、嚏气、追泪等；凡有解表作用的，皆为汗法，包括炙、蒸、熏、渫、洗、熨、烙、针刺、砭射、导引、按摩等；凡有下行作用的，皆为下法，包括催生、下乳、磨积、逐水、破经、泄气等。他对三法应用的注意事项也描述得很清楚，如发汗欲汗出一二时为佳，不可令汗暴出，如水淋漓，以免引起亡阳重证。对

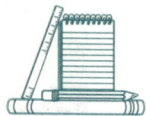

于吐法，强调吐后不能贪食过饱，应禁房事和七情刺激，凡性情刚暴、好怒喜淫、病势危重、老弱气衰、自吐不止、亡阳血虚，以及各种出血病证，都不可用吐法。对于下法，张氏将洞泄寒中、伤寒脉浮、表里俱虚、心下虚痞、厥而唇青、手足冷内寒，以及小儿慢惊、两目直视、鱼口出气、十二经败证等，均列为禁下之列。

张从正力倡攻邪，但未废弃补法。他认为凡有助于五脏的，均可谓之补，不必限于人参、黄芪诸药。这一点，对于临证治疗有很现实的指导意义。

张氏的学说对后世影响很大，众医家对其学说有遵信的，也有反对的，这种学术争论对发展当时的医学有着积极作用。《金史本传》对张从正评价较高，称其"精于医，贯穿《素》《难》之学，其法宗刘守真，用药多寒凉，然起疾救死多取效"。

四、李杲与脾胃论

李杲（1180—1251），字明之，晚号东垣老人。金代真定（今河北正定县）人。他拜名医张元素为师，继承并发挥了张元素的脏腑辨证之长，尤其强调脾胃对人体生命活动的重要作用，以及脾胃受损对其他脏腑的影响，提出了"脾胃论"的学术主张，治疗上善用温补脾胃之法，后世称之为"补土派"。他继承元素之学，在制方用药上也很重视升降浮沉的配合，他所创制的方剂，品类多而量轻。李氏的著述有《内外伤辨惑论》《脾胃论》《兰室秘藏》等。

李杲所处的金元时期，战乱频繁，疾病流行。李杲观察到百姓所患疾病，多为饮食失节、劳役过度而致的内伤病，而时医多尊经崇古，因循守旧，沿用古方以治内伤各证，因而重损元气，误治致死之人为数不少。加之李杲本人患脾胃久衰之证，深受其害。由于这些亲身实践，他提出了"内伤脾胃，百病由生"的论点，并逐步形成了具有独创性的系统理论——脾胃论学说。李杲将脾胃受伤而致病之因概括为三个方面：饮食不节、劳役过度和精神刺激。这三个方面又错综交织在一起，其中精神因素往往起着先导作用。

李杲认为脾胃在人体中有重要的作用，他在张元素的脏腑病机学说启示下，结合《黄帝内经》"人以水谷为本""有胃气则生，无胃气则死"的观点，认为脾胃运化水谷，是元气的物质源泉，而元气是健康之本，脾胃伤则元气衰，元气衰则百病由生。李杲非常强调脾胃在人体气机升降中的枢纽作用，只有升清降浊，气机正常，身体才会健康。在气机升降问题上，李杲特别强调生长和升发的一面，认为只有谷气上升，脾气升发，元气才能充沛，生机才能旺盛，阴火才能戢敛潜藏。否则，若谷气不升，脾气下流，元气亏虚，生机衰退，阴火即因之上冲而为诸病。因此，在脾胃病的治疗上，李杲非常重视升发脾阳，同时也注意潜降阴火。升胃气和降阴火是相反相成的，胃气的升发有利于阴火的潜降，而阴火的潜降亦有利于胃气的升发。

在临证实践上，李杲采取一整套以升举中气为主的治疗方法，也就是分别补益上、中、下三焦元气，而以补脾胃为主。如治肺弱表虚证，用升阳益胃汤；治脾胃内伤，用补中益气汤；治肾阳虚损，用沉香温胃丸。三者虽为分补肺、脾、肾三焦元气的专方，而均从益胃、补中、温胃着手，这就是三焦元气以脾胃为本的理论在治疗上的具体应用。虽然李杲在治疗上强调升阳补气的重要性，但在某些情况下，也采用苦寒降火之法，说明他并非因在学术上有独特主张而忽略了辨证施治的基本原则。

五、朱震亨与滋阴论

朱震亨（约1281—1358），字彦修，元代婺州义乌（今浙江金华市）人，居于丹溪，故后人尊称为丹溪翁。他善于广取诸家，对医学理论研究的深度与广度都达到了较高水平，其高尚的

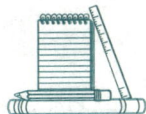

医德也为世人所尊崇。朱氏平生著作较多，有《格致余论》《局方发挥》等。

朱震亨进一步发展了"湿热相火为病甚多"的观点，"相火论""阳有余阴不足论"为其主要学术思想。刘完素虽曾指出火热致病的普遍性和严重性，但对于人体易感受火邪的内在因素，却没有进行明确阐述。朱震亨根据《黄帝内经》，论证了人身的"相火"是易妄动（有余）的，而引起相火妄动的原因主要有情志过极、色欲无度、嗜食厚味等。如因火之妄动而发生疾病，则人体"难成易亏"的精血必然受其燔灼。朱震亨在临床中常强调保养"阴分"的重要性，提倡滋阴降火之法，善用滋阴降火之剂，故后世称之为"滋阴派"。他所创制的越鞠丸、大补阴丸、琼玉膏等在临证上确具显著疗效，故被后人广泛应用，成为治疗内伤杂病的名方。但是只凭滋阴降火的药物，还不能从根本上解决"相火妄动"导致的问题，所以他大力宣传"养生""节欲"，教人"保养金水二脏"，以避免相火的妄动。

朱震亨对其他气、血、痰、郁诸病的治疗，也有许多独创见解和丰富经验。朱震亨虽然在理论上倡"相火论""阳有余阴不足"之说，在治疗上以善用滋阴降火之剂而著称，但也不等于偏于一面，否定其他，而是非常重视辨证论治。对中风，他提出痰热生风的理论，主张治痰为先，其次养血行血。对郁证，他认为郁生诸病，可分为气郁、湿郁、热郁、痰郁、血郁、食郁等六郁，它们既可以单独致病，又常常相兼为病。一般由气郁为先，若郁久则多能化热生火。所以治郁重在调气，郁久需兼清火。

因为朱震亨的理论和治疗方法对后世有较大影响，故后世医家对他有很高评价，如明代医家方广说："丹溪……尤号集医道之大成者也。"可见丹溪之学在当时之盛行。日本医学界曾经成立"丹溪学社"，专门研究他的学说，并尊他为医圣。就临证医学本身而论，他的成就对中医学有很大贡献。

复习思考题

1. 简述宋金元时期医事制度的特点和主要内容。
2. 宋代对古医籍的整理取得了哪些成就？
3. 简述宋代针灸学与法医学的发展概况。
4. 简述金元著名医家的学术主张。

扫一扫，查阅复习思考题答案

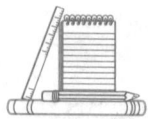

第五章　明清时期

【学习目标】

1. 了解明清时期援儒入医的概况、主要代表人物及学术特点。

2. 熟悉明清时期温病学说的内容、特点及其历史意义。

3. 熟悉《本草纲目》的内容、特点及其历史意义。

4. 了解明清时期温病学说代表人物的基本观点及代表著作。

5. 了解明清时期著名医家、成就及人痘术治疗天花。

明代中期以后，中国出现了资本主义萌芽，造纸业和印刷术的进步为医书的大量刊刻提供了基础条件，空前繁盛的对外贸易也促进了医药的交流。清代早期，社会呈现"康乾盛世"，经济发展较为迅速，人口增长较快，这为医学的研究和发展提供了土壤。

明清时期，儒学一统天下，医学承袭宋金元的研究基础。同时受到经济、社会的推动，医学呈现大发展的状态，产生了大量的儒医，中医学的发展也达到了一个高峰。明清两代十分重视药事管理，都设立了编制较为完备的御药房。明清时期本草学研究之鼎盛、著述之丰厚，为历代之最，出现了以《本草纲目》为代表的影响深远的划时代著述。陈嘉谟《本草蒙筌》第一次在理论上提出了"凡药制造贵在适中，不及则功效难求，太过则气味反失"的药物炮制原则。温病学派在明清时期从发展到鼎盛，成为该时期非常重要的学术流派，代表人物有吴有性、叶天士、薛雪、吴瑭等，他们为温病学说的发展成熟作出了贡献，对急性传染病的中医药治疗提出了新思路。

明清两朝均设立太医院，掌管医学教育。明初，太医院主要保障皇室的健康。到清朝，官办医学衰退，民间中医教育兴盛。清晚期，京师开设同文馆，太医院教习厅复设医学馆，各地出现中医社团组织，中医药教育逐渐发展壮大。

第一节　援儒入医

一、援儒入医的背景

（一）不为良相，则为良医

由于礼教、儒学在中国地位较高，儒医在医家中属于最高称誉。不过，儒与医相联是宋以后的事。宋以前，儒士对医还有一种不屑的态度，诚如韩愈所说："巫、医、乐师、百工之人，君子不耻。"（《师说》）到了宋代，一者医学的地位因皇帝的偏好，与日俱隆；二者儒教的正统地位更加巩固和突出；三者儒士本身有格物致知的学术追求和重视实际应用的价值取向，于是

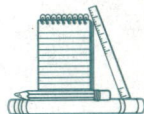

医学被认为是实践儒家理想的途径。"不为良相，则为良医"，便逐渐成为旷世流风、儒士箴言，儒医便开始形成了。"不为良相，则为良医"一语非常具有号召力，该句与范仲淹有关。

范仲淹所称的"良医"，实即"儒医"。林亿曰："通天地曰儒，通天地不通人曰技。斯医者，虽曰方技，其实儒者之事乎！"（《新校正黄帝针灸甲乙经序》）儒医的养成，还与医生的儒学修养有关。宋徽宗崇宁二年（1103）颁布诏谕，开办中央医科大学教育高级医生。医学脱离太常寺而入隶国子监，正是为了将医学纳入儒学教育体系，改变医学教育的性质，提高医生素质。医生入儒，可成"上医"。宋徽宗时的"上医"与"儒医"是同一个意思。"朝廷兴建医学，教养士类，使习儒术者通黄素，明诊疗，而施于疾病者，谓之儒医，甚大惠也"（《宋会要辑稿》）。宋以前医官无阶，宋初套用武阶，至此自成系统，医官的地位便不同于前，儒医的地位得到确立。儒医不仅仅指良医，而且指习儒而通于医术之人。以儒知医，儒而知医，或儒而兼医。儒医的提倡，实质是要用儒学帮助医学、改造医学，并非只是既通儒又通医。范文正公之论起了触媒作用，宋徽宗则刻意引导之。因举业不成而改从医业并成为著名医家者不胜枚举，张元素、刘完素、葛应雷及葛乾孙父子、李时珍、喻昌、汪昂、张璐、吴瑭等，都是弃儒从医并在医学史上作出杰出贡献的人，皆可称为儒医。

宋代儒臣非但不再轻视医学，而且以不知医为耻。不少士大夫亲自整理、搜集单验方或家藏方，编纂成册、刊行于世，如陈尧叟《集验方》、钱惟演《箧中方》、洪遵《洪氏集验方》、陆游《集验方》、杨恢《杨氏家藏方》、魏岘《魏氏家藏方》、苏轼和沈括《苏沈良方》等，均属此类。司马光《医问》、文彦博《节要本草图》《药准》、高若讷《素问误文阙义》《伤寒类要》、程迥《活人书辨》《医经正本书》、郑樵《本草成书》《本草外类》《食鉴》等，则为文臣名士撰著的医书。黄庭坚《通神论序》、苏轼《简要济众方跋》、蔡襄《圣惠选方序》、朱熹《伤寒补亡论跋》、文天祥《王朝弼金匮歌序》等，则几乎有文人学士"附庸风雅"之嫌，以涉猎于医为荣。此时，亦有戒慎之论，认为士大夫未可轻言医。不论如何，"医为儒者之事"的观念在当时日渐根深蒂固。

明代以后，儒医地位更加崇高，居于正统地位。胡翰认为儒者难以做到的事，医者都能做到，儒医的道德是儒家最高尚的道德。这正是范文正公"不为良相，则为良医"的本意。

（二）医为仁术

儒家文化在伦理道德方面的核心为一"仁"字。浸润在儒家文化中的医学伦理，自然也难脱离此框架。孟子语录中，诸如"仁，人也""仁者爱人""博施于民而能济众""己欲立而立人，己欲达而达人""幼吾幼以及人之幼，老吾老以及人之老""恻隐之心，人皆有之；羞恶之心，人皆有之"等，几乎都被原封不动地移植到了医学伦理中。儒医、良医，无非一个是道德标准，一个是技术标准。

遗憾的是，《黄帝内经》中尚无与"仁"相涉之文字。以张仲景之方见，其序中有"进不能爱人知人，退不能爱身知己"之叹，并斥搢绅之士"遇灾值祸，身居厄地，蒙蒙昧昧，蠢若游魂"。还引用了孔子的一句话："生而知之者上，学则亚之。"可见仲景对儒家之学的研究以学医、行医为仁、孝之一端，不过仍未将仁孝等儒家伦理真正融入医学。皇甫谧在张仲景的基础上有所深入，将忠孝、仁慈等点了出来，但仍上升不到作为医生的职业道德和行为规范的高度。孙思邈是一位医学道德伦理学家，他受佛教教义影响和启发，而作《大医精诚》，这是中国古代第一篇医德训诫，其围绕的核心仍是儒家的"仁"字。孙思邈实为将仁学及佛学引入医学伦理的第一人。

晋代杨泉第一个提出良医标准：一为世医出身，二为仁恕博爱，三为智能宣畅曲解医术。

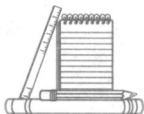

有良好医术而无良好医德，被称为"名医"，而不能称"良医"。

龚信的《明医箴》概括性更强："今之明医，心存仁义。博览群书，精通道艺。洞晓阴阳，明知运气。辨药温凉，脉分表里。治用补泻，病审虚实。因病制方，对证投剂。不计其功，不谋其利。不论贫富，施药一例。起死回生，恩同天地。如此明医，芳垂万世。"

李梴的"习医规格"（见《医学入门》）主要是医学生规范的学医准则，并为将来当医生做准备，属于医德伦理教育。他尤其强调读书的必要性，认为儒理可指导医学。

龚廷贤《万病回春》论"医家十要""病家十要""医家病家通病"等，有医学行为学的研究倾向，他从医生、患者的行为、相互关系角度进行讨论，总体上仍以"仁学"为指导。

陈实功的《医家五戒十要》，可称为古代医德准则之集大成者，核心仍是"仁"。

二、儒医代表人物及主要成果

（一）从太极图到先天之本"肾命"学说及代表人物

道学初为道教学说与儒家理论新的结合形式。"外儒内道"，始有理论依傍。先是陈抟老祖在华山石壁刻先天"无极图"，为炼内丹五大阶段的说明：得窍、炼己、和合、得药、脱胎，属性命双修理论图说。之后，陈抟将此图说传于种放，种放传于穆修，穆修传于李之才，再传至郭雍。穆修又以太极图传周敦颐，周敦颐传于程颢、程颐。

周敦颐，宇茂叔，湖南道县濂溪人，故又名濂溪。由于他的徒弟为二程，二程再传朱熹，所以周敦颐被称为宋代理学的开山祖师。周敦颐的太极图说，将阴阳五行等演成一体，通论万物发生。周敦颐将阴阳、五行及气互相连属成统一体，开创了理学体系构建的先河。图说又经大儒朱熹《太极图说解》的阐发，影响更加扩大。太极图勾画出一个宇宙模式，文字则具体指明了宇宙原动力的生发及运行规律，确是对先秦道气阴阳五行哲学的一次很好的概括。赵献可用太极来解释人体，试图寻找人体中的太极位置，他认为人身太极，即"命门"。孙一奎著《医旨绪余》，倡"动气命门说"，也以太极图说为理论渊薮，命门为先天太极、元气之本的学说由此建立起来。李中梓更创"肾为先天本，脾为后天本"论，认为所谓"肾"，实为命门。太极元气说对后世中医学的理论和临床都发挥着重要作用，明代中医学在理论方面的最大成就，正在于此。

知识链接

命　门

命门即在两肾各一寸五分之间，当一身之中，《易经》所谓一阳陷于二阴之中。《黄帝内经》曰"七节之旁，中有小心"是也，名曰命门，是为真君真主，乃一身之太极，无形可见，两肾之中，是其安宅也。此先天无形之火，与后天有形之火不同。命门无形之火，在两肾有形之中，为黄庭，故曰五脏之真，唯肾为根。

（二）张介宾的道学医理（儒家元气论）

张介宾，字会卿，号景岳。作为明代杰出的医学家，张介宾受宋以来理气之学和心学的影响，遵从《黄帝内经》而以心学之理做了些理论推导及处方药物制定、分析，因此在理论上有所发展；但在临床推导上，主观成分较多，脱离了实际。张介宾别号"通一子"，即太极之一，他受理学、心学影响甚大，甚通其理之意。张介宾的《类经》成书于天启四年（1624），后又著《类经图翼》，《类经图翼》正是用太极图来解释《黄帝内经》的。张介宾受王阳明影响尤大，

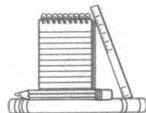

著《传心录》，对元气学说进行了理论总结，其理论方法仍是王阳明心学。朱丹溪倡"阳常有余阴不足论"，并说"气有余便是火"。张介宾以心学理论为武器，从太极命门先天元气理论出发，对心学进行理论逻辑推理，从概念上澄清了先天、后天、正气、邪气。他认为，主体是太极为气，是天地万物和人类生命的本原，气有自身内涵，具有能动性。

（三）格物致知中的医学反思

与"即心明理"不同，朱熹主张"即物穷理""格物致知"。相比而言，后者是客观唯心主义，但总体上还是一致的。严格来说，张景岳的理论思考有较多的"格物致知"因素，因为就医学而言，患者和疾病对于从事临床的医学家来说，终究是客观存在的客体"物"。朱熹观察到一些事实，并通过他的"格物致知"思考，提出了天体成因假说和地壳变动假说。这些假说在当时无疑是最高水平的、合乎科学原理的。但他的"格物致知"方法论，毕竟属于"解释学"，而不是"探索学"，因此他的理论假说无法进一步深化。医家中循着格物致知这条路走的，不乏其人。如朱震亨著有《格致余论》等书，倡"相火论""阳常有余阴不足论"，临床上以滋阴派而闻名于世，影响远及日本。他以太极阴阳、形气动静、五行之配、天地君臣（相）作演绎类比，推理出人身之"火"有一种"相火"的存在。这里有医家自身对人体生理功能和病理现象观察的经验，但上升为理论则完全借助于道学哲理。丹溪的相火论，是用理学原理"格物致知"而演绎出的新的中医学病机理论。此论为他的滋阴学说之本，临床的确可以治疗阴虚火旺之证，从而成为此类疾病的治疗准绳。纯理论的演绎具有或然性或不确定性，医学发展至明清时期，临床治疗火热证的经验事实已很多，但理论解释则尚需深入，于是引入了道学家的推理方法，亦势所使然。

三、援儒入医对中医学理论发展的影响

明清时期，儒学一统天下。朱元璋多次诏示"一宗朱子之学，令学者非五经孔孟之书不读，非濂洛关闽之学不讲"（陈鼎《东林列传·卷二》）。儒学以尊经崇古为传统，著书立说不越四书五经范畴，这也影响到中医学，使得明清时期的中医理论著作多以对《黄帝内经》《伤寒论》的注释发挥为主要形式。清朝统治者为加强思想控制，屡兴"文字狱"，导致文人皓首穷经，终日"沉潜诸经"，史称"乾嘉学派"，给中医经典著作的注释发挥提供了学术条件。明末清初，西方科学技术随传教士而进入中国，一些有识之士开始接受和介绍西方科学文化知识。其后，清朝闭关锁国，阻碍了外来文化的传播。

第二节　温病学说的发展

一、明代以前对温病的认识

对于温病的认识，可追溯至先秦两汉时期。《素问·生气通天论》有"冬伤于寒，春必病温"的论断，已认识到存在一类性质属"温"的外感热病。《难经·五十八难》曰"伤寒有五，有中风，有伤寒，有湿温，有热病，有温病"，已明确提出了温病的名称，且对后世温病分类的思想有所阐发。东汉时期，张仲景《伤寒杂病论》对温病有较为明确的论述，同时创立清热诸方，为后世温病治疗学的发展奠定了基础。需要指出的是，汉代以前的医学经典虽已对温病有所认识，但均将其视为广义"伤寒"的一部分，而非独立于伤寒之外的另一类疾病。

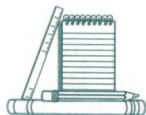

两晋南北朝至隋唐时期，医学著作中对温病的讨论更多。晋代王叔和以《黄帝内经》的论述为基础，于温病、暑病之外，同时提出了温疟、风温、温毒、温疫等病名。葛洪《肘后备急方》列有"治伤寒时气温病方"专篇，记载了不少有关温病、疫病的内容。隋代巢元方的《诸病源候论》，列举"温病诸候（凡三十四论）""疫疠病诸候（凡三论）"及"疟病""黄病"等病候，对温病认识的广度和深度远超前代。该书就温病病因提出了"乖戾之气"的概念，明确揭示温病具有"转相染易"的发病特点，发前人所未发，对后世温病学说的形成与发展影响深远。唐代的《千金方》《外台秘要》收录了相当数量的温病防治方法，为后世温病治疗学所吸收或借鉴。如《备急千金要方》中记载的"犀角地黄汤"，至今仍是温病治疗中凉血散血的代表方剂。战国至隋唐，有关温病的记载散见于各代医著中，对温病的认识也在积累中日益丰富，但尚未脱离伤寒的范畴，治疗用药仍以辛温为主，这一时期通常被称为温病学发展的萌芽阶段。宋金元时期，医家对温病的认识趋于深入。宋代庞安时在《伤寒总病论·上苏子瞻端明辨〈伤寒论〉书》中指出，伤寒与温病治法大异，开后世寒、温分治之先声。郭雍《伤寒补亡论》已不再拘泥于《黄帝内经》"冬伤于寒，春必病温"的学说，为后世温病学中新感、伏邪说之导源。金代刘完素倡"六气皆从火化"说，提出"六经传受，自浅至深，皆是热证"的观点，力主以寒凉清热之法治疗外感热病，这是温病学发展史上的一个重大转折，其所创双解散、防风通圣散、六一散等均为后世名方，刘完素因此被誉为温病学说的奠基人之一。元末明初，王履（字安道）在《医经溯洄集》中明确提出"温病不得混称伤寒"，是为时行、温疫等病，王履的观点是温病学思想开始从伤寒学体系中剥离出来的重要转折点。清代吴瑭称"始能脱却伤寒，辨证温病"。

自宋至元，温病学在理念、治疗方法和方药等方面都有新的重大发展，使温病逐渐从外感伤寒中分化出来，为日后自成体系打下了基础。这一时期通常被称作温病学说的成长阶段。

明清两代是温病学说形成、发展的关键时期，为温病学发展的成熟阶段。明清之际，传染病的肆虐成为医学理论和技术创新的直接推动力。数百年来对温病的理论思考和临床实践，经过明清医家的创造性工作，凝结成新的理论成果。明以前，对温病仅在古医籍中有文献记载或阐述。明朝末年，中国第一部疫病学专著《温疫论》问世，成为温病学说以及温病学派创立的标志。明清许多医家在继承和总结前人有关温病理论和经验的基础上，结合自己的临证经验，对温病的认识更加深化，形成了一套较为成熟的理论体系，极大促进了温病学的发展，标志着温病学的研究走向了成熟。此后，温病学派名家辈出，著述颇丰，成为17世纪以后中国医学界最具活力和影响力的流派。

二、吴有性与《温疫论》

吴有性，字又可，江苏吴县人，生卒年不详，主要生活于明朝末年，是温病学派的创始人。吴有性在兵荒马乱的大疫之年，有感于瘟疫肆虐，既有的医学理论和方法难以奏效，出于医生的责任感而发愤著书，于1642年秋著成《温疫论》，此时距明朝灭亡不足两年的时间。

吴有性认为，瘟疫是自然界的"杂气"引发的，非风、非寒、非暑、非湿，致病性强的"疠气"是其中一种，具有很强的传染性，感染途径为口鼻，应以疏利通达作为其治疗大法，并创制了达原饮、三消饮等著名清瘟疫的方剂。

《温疫论》是中国医学史上第一部疫病学和温病学专著。亦是中医疫病学的奠基之作，对传染病学具有重要意义。在细菌及其他致病微生物被人类发现之前约200年，戾气学说对传染病的主要特点进行了相当全面的描述，其完备程度几乎涵盖了微生物病因说除免疫思想之外的全部要点。此书通过对传统病因学说的批判、对伤寒与温病的对比和鉴别，以及对温病病因、发

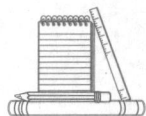

病规律、传变、诊疗原则、预防与调护的全面阐述，初步建立起独立的温病学说体系，对明代以后温病学说的全面发展产生了深远影响。吴有性以其过人的才智，丰富的实践经验，实事求是、敢于创新的科学精神和卓越的学术成就，赢得了后世医家乃至现代学者的高度评价。清代医家王清任认为，自古以来，医家能不引古经一语，自建所信而著书立说者，只有张仲景和吴又可二人。清代温病学派名家吴鞠通读《温疫论》后，深为叹服，"遂专心学步焉"。《四库全书总目提要》称此书著成后，"瘟疫一证，始有绳墨之可守，亦可谓有功于世矣"。《温疫论》的问世，标志着温病学说的形成，在世界传染病学发展史上写下了重要的篇章。

三、清代温病学说的全面发展

清代是温病学说发展、成熟的重要时期。继吴有性撰《温疫论》之后，众多医家从基础理论、诊断和治疗方法等各个方面对温病学展开了广泛深入的研究，取得了一系列有价值的成果，其中最重要的是建立了温病学的辨证体系和治疗方法。成就最为突出者当数叶桂、薛雪、吴瑭、王士雄等人。

（一）叶桂与《温热论》

叶桂（1667—1746），字天士，号香岩，江苏吴县人，被称为"温热大师"。叶桂幼年即随家人学医，其祖父叶时、父亲叶朝采均精通医术。14岁丧父后，叶桂师从其父的弟子。关于叶桂的著作，传世者多为其后代或门人弟子汇编整理而成，未必出自叶桂手笔。此类著作中流传较广者有《临证指南医案》《叶氏医案》等，而以《温热论》一书最能体现叶桂的学术思想。

《温热论》由叶桂门人据其口述整理而成，对温病的病因、感邪途径、发病部位、病机、传变趋势和治法等进行了简明扼要的概括，是对温病的进一步阐述，在温病学的发展中起到了承上启下的作用。所谓"温邪上受"，与吴有性"邪从口鼻而入"的观点一脉相承。《温热论》阐明了温病传变的一般规律，根据病变的浅深轻重，把温病划分为"卫、气、营、血"四个阶段，并针对不同阶段提出了相应的诊断要点、治疗用药法则，从而构建起一种适用于温热病的新的辨证论治体系，后人称之为"卫气营血辨证"；发展了温病的诊断方法，在察舌，验齿，辨斑疹、白痦等方面成就突出。此类诊法中多有前人从未论及者，大大丰富了中医诊断学的内容；确立了温病不同阶段、不同类型的治疗大法，对于温病初起、邪在卫分的证候，提出"在表初用辛凉轻剂"；对于血分证，强调凉血与散血并举；对于湿热证，主张清热与祛湿兼顾，使两邪不能相搏，各自孤立开来，分消其势，则病邪易解。其他如"通阳不在温，而在利小便""救阴不在血，而在津与汗"等论，多被后来的临床家奉为圭臬。叶桂以其丰富的临证经验，对温病学说理论体系的形成作出了重要贡献。

（二）薛雪与《湿热条辨》

薛雪（1681—1770），字生白，号一瓢，江苏吴县人。博学多能，精通医道，《苏州府志》称其"与叶桂齐名"。薛雪博学多才，少习诗文，兼攻绘画书法，有多部诗文笔记传世，医学方面的代表著作是《医经原旨》和《湿热条辨》，后者影响尤大，是中国医学史上第一部专论湿热病的著作，其临证医技超群，屡获奇效。《湿热条辨》的主要内容如下：阐述湿热病的病因病机，认为湿热病的发生是内外因相互作用的结果，是由湿饮停聚肠胃，内外相引而成，其感邪途径与伤寒迥异，病情较单纯的湿邪或热邪为患更为复杂、严重，往往病情多缠绵，胶着难解；提出湿热病的辨证论治要领，根据湿热伤表、邪阻膜原、邪滞三焦、邪犯脏腑、邪入营血、邪入少阴厥阴等不同阶段，权衡湿热之轻重、正邪之盛衰，提出了有针对性的治疗法则，一是养阴存津，二是透邪泄邪。《湿热条辨》对于湿温病变的诊断和治疗条分缕析，极尽变化，说理透彻，

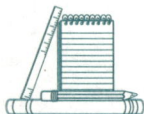

言简意赅，令人有法可循，对湿温病的辨证治疗具有很强的指导意义，故后人评价很高，认为是医家必读之书。

（三）吴瑭与《温病条辨》

吴瑭（约1758—1836），字鞠通，江苏淮阴人。他26岁时深读吴有性《温疫论》，深感"其议论宏阔，实有发前人所未发，遂专心学步焉"。吴瑭对叶桂的学术成就亦十分推崇，且深受其影响。《清史稿》称吴瑭学"本于（叶）桂，以桂立论甚简，但有医案散见于杂证之中，人多忽之，著《温病条辨》以畅其义，其书盛行"。

《温病条辨》是论述四时温病的专著，其突出贡献包括：①创立三焦辨证体系，书中以三焦为核心，对温病传变规律进行了新的概括，上、中、下三焦的划分，实际上归纳了温病发展过程中三个不同的阶段及对应的证候类型，以此作为临床辨证的大纲。进而提出了三焦证候的治疗大法，即"治上焦如羽，非轻不举""治中焦如衡，非平不安""治下焦如权，非重不沉"，并在大法之下，对于具体病证的治法、方药及加减变化进行了详尽的阐述。三焦辨证体系的创立，弥补了叶桂卫气营血辨证之不足，丰富了辨证论治的方法，是吴瑭的一大贡献，使温病理法方药系统化。其书以宏阔的视野，将三焦辨证体系与《伤寒论》六经辨证、叶桂卫气营血辨证熔于一炉，融会贯通。②在治疗方药上，吴瑭对前人经验进行了全面系统的整理，并有所创新，提出了在卫分用银翘散、桑菊饮，入气分用白虎汤、承气汤，在营分用清营汤、清宫汤，入血分用犀角地黄汤等一系列治法。吴瑭及其《温病条辨》使温病学说得到更加全面的总结，理法方药更趋系统化。③在《温病条辨》中，温病分为风温、温热、瘟疫、温毒、暑温、湿温、秋燥、冬温、温疟九种，并分辨其病因、病机、证候和治则方药。

（四）王士雄与《温热经纬》

王士雄（1808—1868），字孟英，晚字梦隐，号半痴山人，浙江钱塘人，生平著述有《潜斋医话》《随息居饮食谱》《归砚录》《回春录》《霍乱论》《温热经纬》等医书。其中，《霍乱论》一书精心阐发前人有关理论，汇集作者个人的医疗经验，察病原，论治法，附医案，创新方，对霍乱的病因、病机、辨证、防治等问题进行了系统论述，被近代曹炳章誉为"治霍乱最完备之书"。完成于1852年的《温热经纬》更是王士雄的倾心力作，他虚心接受前人的理论和经验，在书中引录各家各派的论述、观点，把自己的体会以按语的形式体现。该书以《黄帝内经》、张仲景的相关论述为经，叶天士、薛生白诸家之论为纬，即"以轩岐仲景之文为经，叶薛诸家之辨为纬"，故名《温热经纬》，对温病学理论的全面总结和体系建构贡献良多。

叶桂、薛雪、吴瑭及王士雄被称为清代温病学派四大家，是温病学说形成、发展、成熟时期的代表人物。此外，尚有戴天章《广瘟疫论》、陈平伯《外感温病篇》、余霖《疫疹一得》等著作，一补前人之不足，被王士雄称赞为"仲景之功臣"。众医家根据自己的研究和临床实践，从不同角度为温病学说的发展和完善作出了贡献。

温病学说建立后，被广泛运用于临床实践，与传统的伤寒学说互为补充，使得中医学对于外感热病的理论认识、诊断方法和防治手段朝着更为完善的方向发展。

第三节　本草学成就

明朝中后期，随着经济、社会加快发展，本草学也出现了一个发展的快速期，特别是《本草纲目》这样影响深远的本草巨著，代表药物学研究的深度和广度发展达到了一个高峰，该书

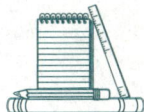

堪称 16 世纪中国最系统、最完备、最科学的一部药物学著作。李时珍的《本草纲目》问世以后，更加推动了本草学研究的百花齐放，其后很多本草学著作都是围绕《本草纲目》而进行研究的。同时，明清时期的本草学研究热点也包括《神农本草经》《伤寒论》等经典，还有专注普及性本草著述者。

一、李时珍与《本草纲目》成就

（一）《本草纲目》简介

《本草纲目》为明代医学家、科学家李时珍著述，是一部药物学巨著，在植物分类学方面作出了重大贡献。李时珍（1518—1593），字东壁，号濒湖，湖北蕲春人。李时珍家学渊源，自幼便接触医学知识，科举不第后遂致力于医学研究。李时珍在行医的过程中，发现本草医籍存在错误，故开始参阅书籍、实地考察，着手编写新的本草著作，以宋代唐慎微《经史证类备急本草》为蓝本，先后参阅各类本草、医学、经史、科学著作共计 800 余部，"复者芟之，阙者缉之，讹者绳之"，历时 30 载，在明万历六年（1578）终成《本草纲目》。《本草纲目》成书之后，李时珍又对《本草纲目》进行了三次大的修改，方最后定稿。

《本草纲目》共有 52 卷，载有药物 1892 种，其中植物药 1094 种，矿物、动物及其他药 798 种，新药 374 种。该书收集医方 11096 个，其中 8000 多个为李时珍收集或拟定的，绘制插图 1110 幅，形象地表现各种药物的形态和功效。全书约 190 万字，分为两部分：第一部分为卷 1～4，系总论部分，主要介绍了明代之前的本草著作，叙述本草发展历史，阐述药性理论；沿袭前本草"诸病通用药"旧例，以病原为纲，列主治药数十种，为临证用药提供借鉴。第二部分为卷 5～52，系各论部分，将药物进行科学分类，分为 16 部、60 类，每种药物分列每药下按释名、集解、正误、修治、气味、主治、发明、附方等 8 项进行论述，所引材料"皆注明出处"。本书分部别类，详明科学；分项说药，简洁得体，成为后世本草之楷模。

（二）《本草纲目》的主要成就

1. 先进的药物分类体系

《本草纲目》延续了《经史证类备急本草》的分类方法，并加以发展，建立 16 部、60 类分类法。以部为纲，以事项为目，创立了药学史上新的科学体系。纲目的编写体例体现在部类有纲目，药品也有纲目；近 1900 种药物，按其自然特性，分为无机物界、动物界、植物界三界，水、火、土、金石、草、谷、菜、果、木、服器、虫、鳞、介、禽、兽、人，共计 16 部。草、谷、菜、果、木是全书核心，约占全书一半的篇幅。在 16 部之下，又按动物、植物、无机物的自然形态，划分 60 类。每部各分若干类，作为小纲。每类动物、植物，还隐然分为若干族，虽未列出族的名称，实际上有按族分类的思想，例如菊科、禾本科、百合科、姜科药物，基本上集中在一族之中加以论列。每族之下，集中论列若干不同药物，例如在小麦后面列有禾本科植物小麦、大麦、雀麦、稻、粳、籼等。总之，李时珍把亲缘关系接近的植物都排列在一起，表明他的分类法中，不仅有类的观念，还有族的观念。《本草纲目》分类法的指导思想是"析族区类，振纲分目"，这样的分类体例层次清楚，纲目分明，便于研究和查考，而且这一思想贯彻全书。《本草纲目》打破了沿袭上千年的上、中、下三品分类法，首创按药物自然属性逐级分类的纲目体系，是现代生物分类学的重要方法之一，比现代植物分类学创始人林奈的《自然系统》早了 1 个半世纪。

2.《本草纲目》的集成创新

《本草纲目》不仅是一部本草书籍，也是一部医学理论和专业书籍。总论中引入了历代多部

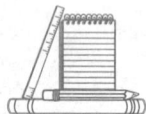

医学著作中的用药理论和方药组合原则，集药理之大成，特别是辑录了《经史证类备急本草》以后各家的方药理论，阐述了阴阳五行理论，并运用于药物学理论之中，强调用药当顺应四时阴阳。该书对脏腑痛证的诊断、病因病机的阐述、疾病诊治、保健等方面都有自己的认识和见解。

《本草纲目》全书中凡索引材料均注明出处，明代以前的很多本草著作都在被引范围之内，故可从书中找到很多其他本草著作的内容，该书是对明以前本草研究成果很好的继承。李时珍写作《本草纲目》时，对搜集到的本草及其他文献资料并不是全盘接受，而是进行了认真的甄别，正如凡例中所说诸家本草"疑误者辨正，采其精粹"，使之"是非有归"。李时珍进行了大量的研究，通过种植药材，走访各地、各类职业人员，采集标本，获得第一手资料并反复考证，将正确的结论列入书中，对一些谬论则进行了批判。

《本草纲目》在继承前人成果的基础上，也有较多创新。如序论中，通过凡例说明其编撰体例之用意，这在之前的本草著作中没有出现过；药物的条目中"集解""发明"也为李氏首创。"集解"项中列入了考据学内容。李氏对多种药物的源起（或传入）、传播和现状，进行了详实的考证，如茶叶原产于益州、西瓜由契丹传入、金鱼饲养盛于宋代以后等，这些论述不仅有药物学上的意义，而且引起了生物学和博物学界的重视。在"发明"项中，李氏扼要地引述了历代对该药性能和功效的论述，然后加以评论，并提出自己的见解，必要时附以自己的验案。

3.《本草纲目》堪称博物志和文学书籍

《本草纲目》中记载植物1097种，对植物的形态特征、生态环境、生长过程、地理分布、栽培技术、品种鉴别、药物价值等都有细致的研究。记载动物药462种，对动物的名称、形态、生活习性和药用价值都有相当详细的记载。记载矿物药265种，对矿物药的名称、分布、品种、形态、性质、作用、鉴别方法乃至找矿、采矿和冶炼等方法进行探讨，内容十分丰富。

李时珍对药物的描述不是刻板的叙述，而是常引用名诗名句来阐述药理药性，也有以散文的形式进行说明者，说理透彻，文笔流畅，逻辑性强，而且韵味十足，体现了较高的文学水平。此外，《本草纲目》在哲学、历史学、地理学、文字学、语言学、音韵学、训诂学、文献学等方面，也为后世提供了宝贵的研究资料。

《本草纲目》不仅为中国药物学的发展作出了重要贡献，而且对世界医药学、植物学、动物学、矿物学、化学的发展产生了深远的影响，被称为"东方医学巨典"和"中药宝库"，达尔文称之为"中国古代的百科全书"。该书出版后，很快就传到日本，以后又传到欧美各国，被译成日、法、德、英、拉丁、俄、朝鲜等十余种文字出版，传遍五大洲。英国著名中国科技史专家李约瑟在《中国科学技术史》中写道："16世纪中国有两大天然药物学著作，一是世纪初的《本草品汇精要》，一是世纪末的《本草纲目》，两者都非常伟大。"

知识链接

《本草纲目》版本介绍

1596年，《本草纲目》在南京全部出版，史称金陵版。目前该版本已成为世界珍宝，存世不多（目前统计不到10本），分散在国内及海外图书馆保存。除金陵版外，《本草纲目》还有江西版、杭州版、合肥版等多种版本，并翻刻多次，还有一些简编本出现。

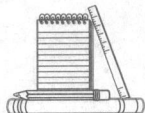

二、药物学发展及明清本草学著述简介

赵学敏编所著的《本草纲目拾遗》，是《本草纲目》之后又一部非常重要的本草著作。赵学敏，字恕轩，号依吉，浙江钱塘人。其较为推崇《本草纲目》，同时有感于《本草纲目》书中的误漏，以及医药学的发展未能辑录，故着手开始编著《本草纲目拾遗》，初步成书后又经过30多年的增订工作，初刊成书于同治三年（1864）。《本草纲目拾遗》共载药材921种，比《本草纲目》新增品种716种，为中医药学增添了大量的用药新素材。该书在书首列"正误"一篇，纠正《本草纲目》中的误记和疏漏达数十条，对于研究《本草纲目》和明代以来药物学的发展，是一部十分重要的参考书，一直受到海内外学者的重视。除《本草纲目拾遗》外，赵学敏还与人合作编著了《串雅内编》《串雅外编》，收集了很多确有疗效的走方医的经验。

在《神农本草经》的注释研究方面，明代缪希雍的《神农本草经疏》（1625），其编著重点在于阐发药性理论，介绍用药经验，详明药理及病忌、药忌，亦辨析药物名实种类等，对于临床用药有其独到见解，对后世影响较大；清代徐大椿所著的《神农本草经百种录》（1736），为历代《神农本草经》注疏中偏重阐发古本草药性机理与用药规律的临床指导著作；清代邹澍《本经疏证》将《神农本草经》等书所载药性功治与古方实际运用相结合，剖析入微，书中亦有较多邹澍个人的治疗体验。

清代吴其浚编著《植物名实图考》（1848），对植物名称与实物进行了考证，使植物名与实一致，图文并茂，具体形象，到现在还可以作为鉴定植物的科、属甚至种的重要依据。该著述在海内外皆有影响，受到国内外学术界的重视。

明代王纶编著《本草集要》（1496），陈嘉谟编《本草蒙筌》（1565），两者在明代早期的本草著作中较有影响。前者整理了明以前医药典籍内容，其将药物按性能分门别类的编排方法，易于检寻；后者共12卷，载药742种，其体裁是按声律写成对偶句，便于记诵，全书对于药物采集、贮藏、采收、治疗都颇有见地，将炮制方法概括归纳为三类方法"火制四：有煅、有炮、有炙、有炒之不同；水制三：或渍，或泡，或洗之弗等；水火共制造者，若蒸、若煮，而有二焉，余外制虽多端，总不离此二者"，对中药炮制的发展产生了较大影响。

朱橚《救荒本草》（1406）是我国历史上最早的一部以救荒为宗旨的农学、植物学专著，书中对植物资源的利用、加工炮制等方面进行了全面的总结。兰茂《滇南本草》是我国第一部地方本草专著，记载了西南高原地区药物，其中包括很多民族药物，有很大的研究价值。

此外，刘若金编著的《本草述》（1664）、汪昂编著的《本草备要》（1683）和吴仪洛编著的《本草从新》（1757），也是当时较有影响的本草著述。

第四节 明清著名医家及医学成就

一、明清著名医家

明清时期涌现出大批著名医家，在继承前人医学成果的基础上对中医理论体系进行了更深入的探索，在临床实践上也积累了丰富的经验，推动中医学的发展逐渐走向成熟。刻版印刷术的发明应用为本时期医籍文献的整理、校正、诠释等提供了有利条件，代表著作有《普济方》《景岳全书》《证治准绳》等。

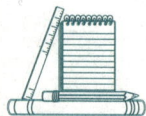

（一）明代著名医家

1. 高武

高武少时好读书，文武双全，考中武举，未被采用，从而研习医学。他认为医术如战术，攻守奇正，量敌而应，治疗以针、灸、药并用施治。高武编撰《针灸聚英》《针灸节要》等书，铸造了男、女、儿童共 3 具不同体形的针灸铜人作为定穴标准，对促进针灸医技的发展作出了重要贡献。

2. 陈实功

陈实功，字毓仁，号若虚，中医外科著名医家，著有《外科正宗》一书，全书分析详尽，论治精辟，治法得当，并附有典型案例，实用价值甚高，以"列症最详，论治最精"著称。他博采众家之长，在长期临证实践中，认识到外证以内治为主的不足，他主张内治法与外治法并重，吸收前人治验基础，发扬了外科学说，逐渐形成了自己"内、外并重""消、托、补相结合"的"正宗派"中医学术思想。

3. 李中梓

李中梓是明末著名医学家，字士材，号念莪，出身于仕宦家庭，聪明颖悟，幼习儒业，年二十童试得冠，后因双亲有疾为庸医误治，自己也常患病，于是改攻医学。李中梓十分重视医学理论的研习和继承，不仅主张汲取各家之长，不偏不倚，且有自己的学术见解，强调脾肾的作用和水火阴阳的升降。李中梓著有《内经知要》《医宗必读》等代表作。

（二）清代著名医家

1. 汪昂

汪昂，字讱庵，天资聪明，为明末秀才，欲通过科举进入仕途而未能如愿，三十余岁弃举子业而笃志方书，深得医理。其所著医学著述理宗古典医籍，法效名医之论，行文浅显易懂，简明扼要，为初学医者所喜爱，对普及传统医学知识作出了重要贡献。汪昂著有《素问灵枢类纂约注》《医方集解》《汤头歌诀》等。

2. 王清任

王清任，字勋臣，出身于书香门第，有良好的文化素养，著有《医林改错》。他认为："古人曰：既不能为良相，愿为良医。以良医易而良相难。余曰：不然。治国良相，世代皆有，著书良医，无一全人。"他在研读过程中发现经典医籍中所记载的脏腑形态存在着诸多谬误，通过长期不懈的观察研究，著成《医林改错》，记录脏腑生理形态，在文化禁锢的年代强调了人体解剖学对医学的重要作用。

3. 吴谦

吴谦，字文吉，清朝安徽歙县人。吴谦博学多才，医术精湛，临证之余广收博采，大量阅读医学典籍。其所著《医宗金鉴》是清代御制钦定的一部综合性医书，全书 90 卷，是我国综合性中医医书最完善简要的一种。书中《伤寒》《金匮》两篇集各家注解之大成，其他各篇则为歌诀形式，内容涉及内、外、妇、儿、眼、针灸、正骨等各科的辨证治疗，图文并茂，并汇集了大量方剂。

二、明清医学成就——人痘术治疗天花

天花是一种严重的传染病、流行病，曾为儿科四大病症（痘、疹、惊、疳）之一，由天花病毒感染而致，通过接触或飞沫传染，曾在世界各地流行，对人类危害极大。天花的早期症状是全身中毒、突然寒战、高热、头痛、全身酸痛、呕吐等，继而依次在身体上成批出现斑疹、

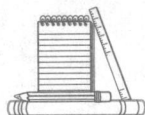

丘疹、疱疹和脓疱，病情险恶，死亡率高。

明末清初，中国人发明了预防天花的方法——人痘接种术，种痘技术相当完善，有痘衣法、痘浆法、旱苗法、水苗法4种方法。明代有民间医生采用"痘衣法"（取天花患者内衣给健康人穿）开始为人种痘，用"鼻苗法"（取天花者痘浆或痘痂接种到健康人鼻腔）刺激健康人的免疫力。但"痘衣法"疗效不稳定，而"痘浆法"太危险。人痘术的发明，大幅降低了中国人天花病的患病率，也大大降低了天花病的死亡率。该法逐渐传到国外，为世界各国预防天花发挥了重大作用。之后，源于人痘术的牛痘术成为更简便、更为安全有效的技术。

中国是最早想办法应对天花的国家，也是最早战胜天花的国家，人痘术的发明在预防天花病方面具有重要的历史意义。《中国大百科全书》指出："牛痘源于人痘这一史实表明，中医人痘接种这一杰出的科学发明，为世界医学发展作出了贡献。"

复习思考题

1. 明清之际中医学发展的特点是什么？
2. 儒家思想对中医学发展的影响及"儒医"的内涵体现。
3. 明清时期温病学说的主要代表人物及学术思想。
4.《本草纲目》的历史意义是什么？

扫一扫，查阅
复习思考题
答案

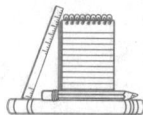

第六章　近代中西汇通

扫一扫，查阅
本章 PPT、
视频等数字资源

【学习目标】

1. 了解中西医汇通发展历程及中西医汇通派的主要观点。
2. 了解中医科学化思潮及代表人物。

中西医汇通派是中国传统医学受西方医学影响而出现的融合中、西两种医学的流派，该学派在特定的历史条件下诞生，既用传统的中医思维思考问题，又利用现代的西方医术解决问题。中西医汇通的西医学模式是西方（欧洲）传统医学向近代科学尤其是生物科学汇通形成的生物医学模式，实应称之为近代医学。

明末清初，西洋医学已在中国传播。西方来华的耶稣会教士带来一些西方医药知识，如邓玉函编译的《人身说概》《人身图说》等已出现。这时中医界已有一些医家开始接受西医学说，如毕拱辰、金正希等接受记忆在脑说。19 世纪中叶以后，西医大量传入中国，影响逐渐扩大。

面对西医的发展，中医人提出了不同的观点和看法，中西医汇通及中医科学化成为代表性的学术思潮，对近代中医的发展产生了深远的影响。随着现代科学与技术的进步，尤其是系统科学、生物信息技术的进展，现代医学又形成了社会 – 心理 – 生物医学模式这种接近中医学的综合思维模式，从而诞生了汇通中西医学的现代系统医学与个体化医学、转化医学等。

第一节　西方医学的传入与发展

利玛窦、龙华民、艾儒略等传教士在明朝万历年间（17 世纪前后）相继来到中国，将西方的医药书籍译成中文，行医施药，开办医院和医学校，同时也将中医药书籍译成外文传回外国。在此时期，西方传教士起到了中西医交流的媒介作用。鸦片战争之后，"洋务运动"将西医作为先进的医疗技术大量引入中国。教育和医学一方面是西方差会传教的手段和工具，另一方面也在客观上为近代中国注入了新式教育和西方医学的活力。

一、西方医学的传入

（一）医院和诊所的出现

天主教卡内罗于明隆庆三年（1569）在澳门建立了多个医疗机构，澳门圣保罗学院曾开设医科班，这是西方开在中国最早的医院。鸦片战争以后，随着一系列不平等条约的签订，西方侵略者在通商口岸建立了教会诊所或者医院，并逐渐扩大规模。据 1938 年《基督教差会世界统计》，到 1937 年抗战爆发前，中国大约有教会医院 300 所，病床 21000 张，另有小型诊所 600 处，几乎遍及中国的城乡。

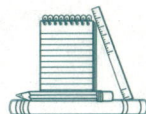

（二）医学生的培养

1837年，美国公理会的传教士伯驾（Peter Parker）为自己的3名中国助手开办了一个医学班，这被认为是中国最早的西医教育机构。鸦片战争以后，各国传教士大批涌入中国，通过行医和办学扩大影响力。以教会医院为依托、医生兼授生徒、医院兼办学校的做法，成为中国近代西医教育的通行办学模式。最早的教会医学校出现在广州，1866年美国医学传道会创办博济医学校（南华医学校），现在原址改建为中山大学医学院。据统计，1900～1915年，在中国先后设立了323所教会医学院校。在当时的中国，这些教会医学院校的医疗和教学水平都是首屈一指的，对于西医在中国的推广发挥了很大的作用。

辛丑条约签订后，清政府与日本签订中国留日学生接收办法，留日学生快速增加；美国将庚子赔款部分用于留美学生的费用支付，后留美学生也显著增加。

通过各种途径的培养，中国近代出现了最早的一批西医人才。

（三）医疗书籍的翻译

随着医院和医学院的建立和发展，传教士医师也陆续开始将西医书籍翻译成中文，供教学和传播医学之用，内容涉及西医各科内容。

最早将西医书籍翻译为中文的是英国传教士合信（Benjamin Hobson）。1851年，合信编译了《全体新论》一书，后来又陆续编译了《西医略论》《内科新书》《妇婴新说》等西医著作。最早用汉文介绍西医知识的期刊，是1868年由嘉约翰医生在广州编印的《广州新报》，每周出版1期。1886年，西方传教士差会在华传教医师在上海成立"中国博医会"，该会出版的《中华医学杂志》，除讨论传教医师所遇到的问题外，还发表在中国进行医学研究的学术性文章；此外，该会还促进了医学课本的翻译和出版。

医学书籍、刊物的印发，使越来越多的人接触到西医，扩大了西医的知晓度和影响力。

二、近代中西医汇通发展历程

近代中西医汇通是中医和西医在相互借鉴、相互融合中不断壮大的发展历程，大致可分为以下三个阶段。

（一）起源与发展初期

19世纪末到20世纪初，西方医学大量传入中国，影响遍及全国，中西医两种医学形成了相互对峙、竞争的局面。中医界的唐宗海、张锡纯、朱沛文等几位先觉者致力于以西医学说阐释中医经典，进行"医理互释"的研究，提出了"中西医汇通"的学术主张，形成了中医学史上的中西医汇通派。

（二）成熟与发展阶段

20世纪20～30年代，恽铁樵等代表人物成为中西医汇通派的重要推动者。为倡导中医革新、培育人才，恽铁樵1925年在上海创办"中国通函教授学社"，也即后人所熟知的"铁樵函授中医学校"。恽铁樵一生奋发著述，笔耕不辍，完成了大量的著述和讲义。

（三）充实与影响阶段

20世纪30年代以后，中西医汇通思想逐渐深入人心，汇通医家提出"发皇古义，融会新知"的思想共识，为我国的中西医结合事业奠定了坚实基础，推动了中医在理论和实践上的创新和发展。

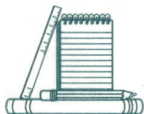

第二节 中西医汇通与中医科学化思潮

当西医逐渐被人们所知晓并接受，中医该如何发展成为中医人面临的棘手问题，医学界也出现了很多不同的态度和主张。持中西医汇通观点者从理论和临证方面均提出了中西医汇通的见解，形成了近代具有代表性的学术思潮和医学派别。

鸦片战争之后，西医传播逐渐深入，"洋务运动"中一些非医学人士提出"中学为体，西学为用"，逐渐衍生出"中西医汇通"，在这样的大环境下，清末名医唐容川首先旗帜鲜明地提出"中西医汇通"的口号，很快得到中医药界有识之士的认同与支持，并对其具体内容一再引申，不断充实完善，成为当时中医学术发展的主导思想，也标志着中西医汇通派的创立。之后，中医界又不断有"改良中医""中医科学化"和"创立新中医"等各种口号，可谓百家争鸣，众议纷呈。

明朝万历十年（1582），意大利传教士利玛窦的《西国记法》是西方传入我国的第一部医学书籍；1805年前后，英国船医皮尔逊将牛痘接种术传入我国；1892年，清末名医唐容川《中西汇通医经精义》刊行。这三大纪事是中西医汇通从启蒙、创立到鼎盛的显著标志。

一、中西医汇通派的主要观点

中西医汇通派基本贯彻"中体西用"的思想，强调中学是主体，始终在西学之上，而西学则是其辅助与补充。但其观点较为多样，学术争鸣十分活跃：有认为中医高于西医，中医需要整理传承好先贤理论者；有认为中西医均有所长，要取长补短者；也有完全否定西医者。同时，为证明和体现中医优于西医的道理，汇通派医家还采用了机械比附、曲意文饰、主观否定等论证途径。

二、中西医汇通派医家介绍

（一）唐宗海

唐宗海（1846—1897），字容川，四川彭县人，中医七大派"中西医汇通派"创始人之一。他先攻儒学，光绪年间举进士，中年之后则转而研究医学，主张兼取众家之长，"好古而不迷信古人，博学而能取长舍短"。

唐氏擅长内科，对各种出血病证研究尤深。他在中国古代医学理论的基础上，吸取西医解剖学、生理学知识，成为中国医学"中西汇通"的先驱，撰成《中西汇通医经精义》二卷，光绪十八年（1892）刊印出版；另著《中西汇通医书五种》，包括《中西汇通医经精义》《伤寒论浅注补正》《金匮要略浅注补正》《血证论》《本草问答》。其中，《血证论》《中西汇通医经精义》为其主要代表著作。

一般公认唐氏首倡"中西医汇通"这一口号。唐宗海对于中西医汇通的主要观点是：西医、中医各有所长，力主汇通中西，厘正医道。中西医理相通，二者并不矛盾；维护中医是其主导思想，其汇通的目的是证明中医并非不科学，甚至比西医研究的层次更高。

（二）朱沛文

朱沛文，清代医家（19世纪中叶），约出生于清咸丰年间，字少廉，又字绍溪，广东南海人，我国近代中西汇通四大家之一。朱沛文认为中医"精于穷理，而拙于格物"，西医"专于格

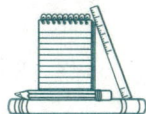

物，而短于穷理"。中医的弊病是玄虚，西医的弊病是僵固。在具体方法上，他主张中西并兴，其观点主要是：中医西医各有特点，不能偏主；中西医通其可通，存其互异；并注重理论取舍，验诸实践，实事求是。朱沛文撰有《华洋脏象约纂》，又名《中西脏腑图像合纂》。

朱氏不守门户偏见，通过临床验证沟通中西医理论，作为是非取舍的准则，既不墨守中说，也不附会西说，为中西医汇通派中一位开明的医家。

（三）恽铁樵

恽铁樵（1878—1935），名树珏，江苏武进人。他发表多部著述为中医正名，是中西医汇通派中改进中医论的提出者和倡导者。他认识到中医与西医是两种"根本不同、方法不同"的学术体系，较为科学、客观地评价了中医与西医的关系。认为西医重视生理、解剖、细菌、病理、病灶的研究，中医则重视形能、气化、四时五行等自然界变化对疾病的影响，中医可吸收西医之长，与之"化合"。恽铁樵疾呼中医务须改进，认为中医停滞不前的原因是囿于《黄帝内经》，要不以《黄帝内经》为止境，才能超越古人。

为倡导中医革新，1925年，恽铁樵创办学校培育人才。恽铁樵一生奋发著述，笔耕不辍，完成了大量的著述和讲义。他的主要观点是：中西医有不同，两者不只是治法和药物的不同，而是根本方法不同之两种学说；发展中医的途径，应首先整理中医，搞清学理，同时吸取西医长处，而中西医汇通是可能也是必要的；中西医汇通以中医为主，必须注重实际效果。

（四）张锡纯

张锡纯（1860—1933），字寿甫，河北盐山人，中西医汇通学派的代表人物之一，著有《医学衷中参西录》。1916年，张锡纯在沈阳创办我国第一家中医医院——立达中医院。1926年，他定居天津，设立"中西汇通医社"。

张锡纯主张衷中参西，汇通中西医学，他在临床医学上有很深的造诣，以中西汇通思想应用于临床，中西药物并用，疗效卓绝。他的主要观点有：中西医学医理相通；中西药应相济为用，疗效为先，典型如石膏阿司匹林汤。张氏言："石膏之性，又最宜与西药阿司匹林并用。盖石膏清热之力虽大，而发表之力稍轻。阿司匹林味酸性凉，最善达表，使内郁之热由表解散，与石膏相助为理，实有相得益彰之妙也。"

三、中医科学化思潮

"五四运动"所提倡的科学、民主，产生了深远影响，人们逐渐树立起对科学的信仰，中医也产生了中医科学化的主张，认为科学化才能解决中医发展所面临的问题。中医科学化仿效西方医学机理的阐释，试图科学化、系统化和具体化中医药学的理论基础，同时也进行了深刻的反思与批判。中医科学化与中西医汇通二者存在本质上的差异，中西医汇通侧重于对中西医学的融汇和沟通，而中医科学化则偏重于对中医药学理论的变革。中医科学化为后续兴起的中西医结合运动进行了一定的开拓和探索性实践，其对于中西医"汇而不通"的反思与剖析，尤其是提出的中医科学化的思路方法，在今天也仍有十分重要的借鉴意义。

（一）中医科学化的主要观点

1. 中医有效，贵在经验，理论不科学

该观点认为中医的疗效是源于反复积累的经验，并不是源自中医理论。这种经验非常可贵，值得进行深入的研究，揭示其中的原理。并认为中医理论没有科学依据，是凭空杜撰的，必须要摒弃。这是对中医理论的否定意见，不仅在学术上缺少具体的分析，而且对中医的理论指导实际操作视而不见，幻想对中医进行体用分离。

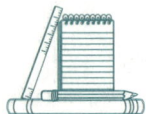

2. 要以科学化的视角研究中医

该观点认为中医有实效，故必有实理，必须用科学的方法去研究，才能挖掘出实理。也有人认为，中医的演进必须与现代科学同步，同时应该注意研究中医的长处。

中医科学化倡导者们提出了一些思路：比如从证候学角度对中医进行科学化，中医辨证应与西医辨病有机结合；借助西医理论解释中医特长，对中医学理论进行"解构"与"重构"；将西医理论与中医方药相结合，共生一种新医学等。这些思路有的存在合理性与可行性，但大部分都存在中西体用关系的混乱和矛盾，可操作性较差。

（二）中医科学化的代表人物

1. 丁福保

丁福保（1874—1952），近代藏书家、书目专家，字仲祜，号畴居士，又号济阳破衲，江苏无锡人。他创办丁氏医院、医学书局，先后编译出版了近80种国内外医学书籍，合称《丁氏医学丛书》。丁福保为最早提出中医科学化口号者，他认为中医必须科学化，否则没有出路，但他并不否定中医，是基于保护、发展中医的基本观点提出中医科学化的。

2. 陆渊雷

陆渊雷（1894—1955），名彭年，上海川沙人，曾师从恽铁樵。陆氏受近代医学科学影响，提倡中西医汇通，主张中医宜积极吸收西学，临证以西医方法诊断，运用经方治疗，擅治伤寒等流行性热病、慢性肝炎、肿瘤等病。陆氏先后执教于上海多所中医学校并参与管理，后参与开办中医函授班。陆氏中医著述甚多，他强烈倡导中医科学化，在近代有较大影响。

3. 谭次仲

谭次仲（1893—1955），字星缘，广东南海人，著述《中医与科学》。谭氏对中医科学化的态度也非常鲜明，自认为"主张中医改造最得力之人"。谭次仲是中西医汇通学派的重要代表人物之一，他认为中西医各有所长，应相互参照，通过科学的方法整理和发展中医理论，主张通过中医的科学化实现中西医汇通。

4. 其他代表人物

时逸人（1896—1966），江苏无锡人。时氏主张中西医相互结合，双重诊断，相机用药，注重实效，强调结合，形成了近现代中西医临床各科结合的雏形。他一贯主张中医科学化，认为科学化是中医复兴的唯一之路。

施今墨（1881—1969），浙江萧山人。施氏对中西医的看法较为客观，认为二者各有所长，并大力提倡革新中医。他明确指出："吾以为中医之改进方法，舍借用西医之生理、病理以互相佐证，实无别途。"

除了上述代表人物外，何云鹤、章次公、梁乃津、叶古红、余无言等在当时都明确提出了中医科学化的主张。

知识链接

全国首届国医大师

2009年6月19日，由国家人力资源和社会保障部、卫生部和国家中医药管理局在北京联合举办首届"国医大师"表彰暨座谈会，30位从事中医临床（包括民族医药）的老专家获得了"国医大师"荣誉称号。这是新中国成立以后，中国政府第一次在全国中医药行业范围内评选国家级中医大师，评选的30名国医大师是中医药工作者的杰出代表。"国医大师"均为中国德高望重、医术精湛的名医名家，他们是：王玉川、王

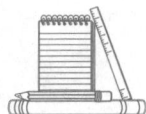

绵之、方和谦、邓铁涛、朱良春、任继学、苏荣扎布（蒙医）、李玉奇、李济仁、李振华、李辅仁、吴咸中、何任、张琪、张灿玾、张学文、张镜人、陆广莘、周仲瑛、贺普仁、班秀文、徐景藩、郭子光、唐由之、程莘农、强巴赤列（藏医）、裘沛然、路志正、颜正华、颜德馨。

评选表彰国医大师，充分体现了国家对中医药事业的高度重视，有利于中医药优秀传统文化的弘扬，有利于促进中医药学术思想和临床经验的传承，有利于振奋民族精神、凝聚中医药力量，营造了全社会关心支持中医药事业发展的良好环境。

复习思考题

1. 中西医汇通派的主要观点是什么？
2. 中医科学化的主要观点是什么？

扫一扫，查阅
复习思考题
答案

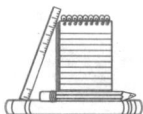

第七章　哲学与中医药

【学习目标】

1. 熟悉中国古代哲学史上的主要思想流派。

2. 了解各思想流派对中医学的影响。

第一节　先秦诸子思想

先秦时期是中国哲学思想的萌芽和初步发展阶段，涵盖了夏商西周到春秋战国时代。这一时期诸子蜂起，百家争鸣，涌现出了许多有代表性的人物，形成了多个重要的哲学流派，对后世产生了深远影响。西汉司马谈在《论六家要旨》中将诸子百家分为阴阳家、儒家、墨家、名家、法家和道家，刘歆在这六家的基础上又增添了纵横家、杂家、农家和小说家。在同一时期，中医学在萌芽过程中也自然而然受到"百家争鸣"思想的影响，其中，道家、儒家对其影响颇深。

一、先秦道家与中医学

（一）先秦道家的基本内容

道家的创始人是老子，其第一次提出关于"道"的学说，并形成以"道"为核心的哲学体系。庄子继承了老子有关"道"的思想，并将其进一步深化与发展。战国时期，道家出现分化，黄老之学兴起，该学派的奠基之作为《黄老帛书》，认为应当将老子的自然无为之道与黄帝的治世之道结合起来，其代表人物宋钘、尹文子提出"精气"论，对春秋时期的"道"（"气"）学说的发展作出了贡献。

1. 主要思想

《老子·第二十五章》云："有物混成，先天地生……可以为天下母。吾不知其名，字之曰道。"《老子·第四十二章》曰："道生一，一生二，二生三，三生万物。"指出"道"为世界之本原，世间的万事万物皆从"道"而生，又回归于"道"。庄子同样认为，"道"化生万物，是万物之根本。但老子所言之"道"还具有唯物的色彩，庄子认为的"道"则是"非物""不形"，不可言说听闻，甚至连"道"这个称谓都不应当有。如《庄子·知北游》云："有先天地生者物耶？物物者非物，物出不得先物也，犹其有物也。犹其有物也无已！""道不可闻，闻而非也；道不可见，见而非也；道不可言，言而非也。知形形之不形乎！道不当名。"黄老学派把"道"看作

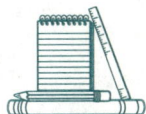

是天地万物的总规律，是客观存在的，它独立于人的意识之外，对万事万物的发生发展起着支配作用，并将"道"指向治世之"法"，体现了因道生法的思想。

2. 基本特点

道的自然性是道家哲学的基本特点，《老子·第六十四章》云："道大，天大，地大，人亦大。域中有四大，而人居其一焉。人法地，地法天，天法道，道法自然。"指出道的发生、发展、变化皆顺应自然，有着自身的规律。同时认为，自然之道乃自然而然，在论述道与天、地、人的关系时，指出一切顺应自然才是最高境界，将自然无为的特性运用到人类社会之中。

道家哲学的另一特点还体现在变化上，《老子·第四十章》中所言的"反者，道之动"是最精辟的阐述，认为事物运动到极限时，都会向自己的反面转化。此外，《老子·第二章》云："有无相生，难易相成，长短相形，高下相盈，音声相和，前后相随。"指出事物、现象之间存在着矛盾的对立统一的辩证关系。

（二）先秦道家对中医学的影响

道家哲学是中医学的理论基础，中医学在孕育形成的过程中，更多的是从道家哲学中汲取营养，不断完善自身理论，以认识生命、治疗疾病和宝命摄生的。

1. 生命观

《老子·第四十二章》曰："道生一，一生二，二生三，三生万物。万物负阴而抱阳，冲气以为和。"认为万物皆起源于道，并由阴阳二气交合融汇而来。这种生命整体观与阴阳和合观为中医学生命观的建立奠定了哲学基础。如《素问·宝命全形论》云："人生于地，悬命于天，天地合气，命之曰人。"《素问·生气通天论》言："生之本，本于阴阳。"指出天地以阴阳二气的交合，赋予了生命形体和活力。此外，宋尹学派的"精气"论对中医学的精气神学说亦有很深的影响。《管子·内业》云："凡物之精，此则为生。下生五谷，上为列星。流于天地之间，谓之鬼神；藏于胸中，谓之圣人。"认为人的思想、精神、万事万物皆由"精气"产生。《黄帝内经》把精、气、神作为维持人体生命并贯穿整个生命过程始终的三个基本要素，这充分体现了道家哲学对中医学理论的指引作用。

2. 治疗观

老子的"道法自然"与黄老之学的因循之术，对中医学治疗原则的确立有着不可忽视的影响。老子强调顺应自然，效法大道；黄老之学因循之术的关键是遵循事物发展变化的规律，审时度势，因时而变，根据不同的情况作出相应的回应。《黄帝内经》中三因制宜和因势利导的治疗原则，与此有很多相似之处。三因制宜是指在治疗时，需要因时、因地、因人而异来确定治疗方案。这是因为影响疾病发生的因素多种多样，疾病本身亦有一定的发展变化规律，相同的疾病发生在不同的时间、不同的地域及不同的人身上，会表现出不同的症状。因势利导则要求医者在治疗疾病时，根据疾病病位、病邪性质的不同来制定相应的对策。如《素问·阴阳应象大论》云："因其轻而扬之，因其重而减之，因其衰而彰之……其高者，因而越之；其下者，引而竭之……其在皮者，汗而发之。"

3. 养生观

《庄子·养生主》中，文惠君在听了庖丁解牛后说："吾闻庖丁之言，得养生焉。"首次提出"养生"一词。中医学的养生思想受道家思想影响至深，其中的很多原则都来自道家。其一，天人相应。受"道法自然"思想的影响，中医学提出养生要法天顺时，顺应自然规律，强调人与自然要和谐统一。《素问·四气调神大论》详细论述了如何顺应四时气候变化来养生。其二，"恬惔虚无"。中医学特别重视精神调摄，认为"恬惔虚无，真气从之，精神内守，病安从来"（《素

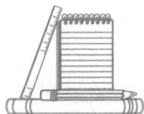

问·上古天真论》），指出精神在养生中的重要性。其三，自然无为。中医学主张以自然平常之心去养生，而不要刻意为之，在生活中养生。即"外不劳形于事，内无思想之患。以恬愉为务，以自得为功"，这与道家的无为思想相一致。

二、先秦儒家与中医学

（一）先秦儒家的基本内容

先秦时期，儒家在诸子百家中具有较大的影响力，以孔孟之学为代表，代表著作有《周易》《尚书》《诗经》《礼记》《春秋》《论语》《孟子》等。

1. 仁礼学说

"仁""礼"是孔子思想体系中两个最重要的概念，也是整个儒家文化的核心。《论语·颜渊》中讲述了孔子几个弟子问仁的故事，孔子逐一进行了回答，并道出了"仁"的含义。总的来说，"克己复礼"为"仁"，"己所不欲，勿施于人"为"仁"，"其言也讱（引申为说话谨慎）"为"仁"，最重要的是，"爱人"为"仁"。至于"礼"，孔子所认为的"礼"，在范围和含义上，与西周的"礼"不尽相同。孔子主张对所有人"齐之以礼"（《论语·为政》），扩大了"礼"的范围；其基本含义则是礼仪、礼制，突出了现实政治的含义，淡化了鬼神的色彩。孔子认为，"礼"与"仁"是相辅相成的，通过"礼"的形式才能获得"仁"的本质。

2. 中庸思想

"中庸"一词最早见于《论语·雍也》："中庸之为德也，其至矣乎！"尧舜时代即有"允执其中"的说法，《周易》更是体现了"尚中"的思想。孔子重视文化的传承，故继承了传统的"尚中"观念，建构起了自己的"中庸"体系。中庸思想是构建儒家思想的重要理论基础，其基本理念是不偏不倚，无过与不及，强调中正适度，恰到好处，反对走极端和片面性。如《中庸·第十章》云："君子和而不流……中立而不倚。"此外，中庸思想还强调包容和忍让，主张"宽柔以教，不报无道"，认为要用宽容柔和的方式去感化别人，这也体现了"仁"的思想。

（二）先秦儒家对中医学的影响

先秦时期，儒家对中医学的影响虽不及道家深刻，但在中医学的形成和发展过程中也起到了不容忽视的作用。

1. 正名思想的影响

"正名"是先秦儒家中一个重要思想。《论语·子路》中提到："子路曰：卫君待子而为政，子将奚先？子曰：必也正名乎！"孔子认为的"正名"是正其名分，使名实相符，从而明确其责任。正名思想的本质是要维护社会的伦理等级秩序，使其各司其职，各尽其责。这一思想观念在《素问·灵兰秘典论》中表现得较为突出，该篇以古代官职比喻人体脏腑，来说明每个脏腑的主要功能及其相互关系，如"心者，君主之官，神明出焉。肺者，相傅之官，治节出焉。肝者，将军之官，谋虑出焉。胆者，中正之官，决断出焉。膻中者，臣使之官，喜乐出焉。脾胃者，仓廪之官，五味出焉……故主明则下安……主不明则十二官危"。此外，《素问·天元纪大论》中的"君火以明，相火以位"，亦是用儒家伦理来说明人体生理。

2. 中庸思想的影响

先秦儒家的中庸思想对中医学阴阳平衡理念的形成有着深刻影响。中庸思想追求中正适度，无太过与不及，被广泛运用到思想认识等各个领域。中医学认为，人体的阴阳平衡是正常状态，如《素问·调经论》云："阴阳匀平，以充其形，九候若一，命曰平人。"一旦阴阳失衡，一方出现太过或不及，都会引起疾病的发生。如《素问·生气通天论》曰："阴不胜其阳，则脉流薄

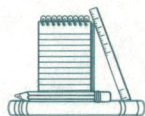

疾，并乃狂；阳不胜其阴，则五藏气争，九窍不通。"治疗原则为《素问·至真要大论》所说的"谨察阴阳所在而调之，以平为期"，即调整人体的阴阳，使其恢复平衡。

3. 仁学思想的影响

先秦儒家仁学思想对中医学的另一个重要影响主要体现在人本精神上，而人本精神的突出表现是以人为本的贵人思想。儒家思想自孔子提出"仁"之学说起，就已踏上人本关怀的道路。中医学属于医学的一种，医学关注的对象也是人。《素问·宝命全形论》云："天覆地载，万物悉备，莫贵于人。"《灵枢·玉版》曰："人者，天地之镇也。"强调了人在自然界中的地位是其他事物和生命形态所不能比的，体现了"以人为贵"的思想，这与儒家仁学思想的影响是密不可分的。

第二节 两汉经学思想

汉武帝时期，大儒董仲舒"罢黜百家，独尊儒术"的主张，被汉武帝所接受，儒学因此成为当时占有主导地位的学术思想，研究儒家的经典成为一时风尚，经学亦由此兴起，并对中医学的发展产生了影响。

一、两汉经学简介

经学，是指训解和阐述儒家经典的学问。儒学之经，最初为孔子整理编订的《诗》《书》《礼》《乐》《易》《春秋》，有"六经"之称；至汉代时，由于《乐》经散佚，"六经"因此变成"五经"；其后，孔子后学的一些著作也被列入经书之列，"六经"由此发展为"十三经"。此外，儒家经典还有"四书"一说，即《大学》《中庸》《论语》《孟子》。从西汉开始，儒家经典被奉为全社会的"经"，凡是对经书进行训诂、解释、阐述的学问都被称为经学，而研究经学的学者则被称为经学家。

董仲舒是一位在中国历史上有重大影响的经学大师，他著有经学巨作《春秋繁露》，对孔子的儒学思想进行了继承和发展，建立了以儒家思想为主体，融合道家自然观、法家集权思想及阴阳家阴阳五行等学说的新思想体系。这一思想体系十分庞大，对宇宙的本原到天地、阴阳、五行、人都有论述，其核心则是"天人感应"学说，把天视为有人格的神，认为天与人可以相互感应，天能干预人事，人也能感应天。

两汉经学尚有今文经学和古文经学之分。其区别最初源于文字形体的不同，今文经是用隶书书写的经书，而古文经则是用古籀文（即大篆）书写的经书。今文经学派崇奉孔子，以董仲舒、何休等为代表，最重《春秋公羊传》；古文经学派崇奉周公，以刘歆、贾逵等为代表，最重《周礼》。两个学派在很长一段时期都处于争论之中，对结束这一争论作出重要贡献的是两汉经学集大成者郑玄。郑玄先习今文，后研古文，将二者融会贯通，成为汉代知名的"通儒"。他从"通学"的角度对《春秋》三传进行了深入分析，使当时发起驳难的今文学家何休佩服之至，由此为今古经学之争画上了句号。

二、两汉经学与中医学

（一）对中医典籍的影响

受经学的影响，中医学对于经典亦十分推崇。《黄帝内经》成书于秦末汉初，是现存最早的

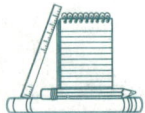

中医典籍之一，奠定了中医学的理论基础，也标志着中医学进入了从经验医学上升至理论医学的新阶段。《黄帝内经》于中医学之地位，类似于"四书五经"之于经学，《神农本草经》及医圣张仲景所著的《伤寒杂病论》，也在医经之列。近代医家蔡陆仙曾言："医书之有经，亦犹儒家之有六经也。六经所以载道，辨治乱与兴衰之轨辙。医经所以昌明学术，莫不由是焉。"

在对经书的注疏上，经学强调注不破经，疏不破注，形成信而好古、言必称尧舜的风格，后世儒家对此亦是一脉相承。在中医学的发展过程中，虽然历代医家结合临床实践，对中医学理论有所创新和发展，并各自成派，如金元时期的四大家等，但是他们的核心理论都离不开《黄帝内经》等中医经典，这点与经学的影响不无关系。

（二）对中医学理论范式的影响

董仲舒从儒家"天人合一"的天道观出发，在整体思维的指导下，吸收并融合先秦阴阳家的阴阳五行学说，创建了"阴阳五行天人同构系统"学说，其在《春秋繁露·五行相生》中说："天地之气，合而为一，分为阴阳，判为四时，列为五行。行者，行也。其行不同，故谓之五行。五行者……比相生而间相胜也。"其所论五行次序为："天有五行，一曰木，二曰火，三曰土，四曰金，五曰水。"《黄帝内经》的大部分篇章运用了今文经的阴阳五行学说，将其作为临床思维方法来解释人体的生理和病理现象，概括和总结临床经验，同时对脏腑经络学说进行了完善。

（三）对中药配伍理论的影响

中药用于治病，有单行和配伍之别，配伍使用讲求"君臣佐使"的组方原则。"君药"针对主病或主证起主要治疗作用，是首要的，不可缺少。"臣药"的作用，一是辅助君药加强治疗作用，二是针对兼病或兼证起治疗作用。"佐药"可分为三种，一是佐助药，即协助君药和臣药加强治疗作用，或针对次要兼证起治疗作用；二是佐制药，即消除或减缓君药和臣药的毒性；三是反佐药，即与君药药性相反但可以起相成作用的药物。"使药"的作用，一是引经，即引方中诸药到达病灶；二是调和，即调和诸药。这种各司其职的配方原则，是儒家等级制度在中医学的体现。

第三节　魏晋玄学思想

汉末以降，经学衰微，玄学以新道家的面貌趁势兴起，其思想影响到魏晋期间的各门学科。中医学亦不例外，其养生理论、方剂用药、思维方式等均受到玄学思想不同程度的影响，在这一时期也各自有所发展。

一、魏晋玄学简介

玄学以老庄思想为核心，并糅合儒家经义而成，是道家在魏晋时期的新发展，故又被称为新道家。研究玄学之人多为士族名士，他们把《老子》《庄子》《周易》并称为"三玄"，以"有无本末体用之辩"为中心，建构了一套新的思辨哲学体系，形成了"儒道兼综"的"三玄之学"。玄学家们探讨天人关系的核心问题，认为在现实世界的后面，有一个产生和支配现象世界的本体，围绕这个本体，他们提出有无、体用、本末、一多、言意、动静及自然和名教等范畴，并进行深入讨论，丰富了古代哲学的内容。

一般认为，魏晋玄学主要经历了 4 个不同时期。一为正始时期，以曹魏时期的何晏、王弼

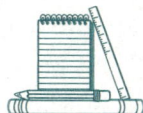

为代表，何晏作《道德论》《无名论》，王弼著《老子注》《周易注》。他们的思想援引老庄，主张"天地万物皆以无为本"，强调名教出于自然。二为竹林时期，以竹林七贤中的阮籍、嵇康等为代表，他们以老庄为师，提出越名教而任自然的观点。三为西晋时期，以郭象为代表，他总结玄学发展中内部"贵无"或"崇有"的争议，提出"万物独化"的本体论，并完成《庄子注》一书，使玄学理论走向高峰。四为东晋时期，此时的玄学研究开始转向佛理，玄学与佛学趋于合流，这是因为大乘佛教所讲的"空"与老庄玄学所说的"无"在学理上有所相通。自此玄学渐衰，佛学趋盛。

　　魏晋玄学崇尚老庄，是魏晋时期的学术主流，其上承先秦两汉哲学，下启隋唐佛学和宋明理学，对中国古代哲学的发展产生了有益的促进作用，在哲学史上占有十分重要的地位。

知识链接

口中雌黄的由来

　　西晋时期，太尉王衍喜欢谈论老庄，他所论的义理如果有不恰当的，就随时更改，被当时的人称为口中雌黄。此语见于晋代孙盛所著的《晋阳秋》："王衍，字夷甫，能言，于意有不安者，辄更易之，时号口中雌黄。"雌黄，就是鸡冠石，过去写字用黄纸，写错了就用雌黄涂抹后重写。有一次，王衍找到当时对老庄深有研究的郭象来探讨义理。郭象对老庄思想进行了系统而全面的阐述，使得王衍对郭象尊重有加。

二、魏晋玄学与中医学

（一）魏晋玄学与中医养生

　　魏晋玄学对中医学的影响首推养生，当时的很多名人均对养生有所著述，如嵇康的《养生论》、张湛的《养生集要》、陶弘景的《养性延命录》、颜之推的《颜氏家训·养生篇》等。他们超越了《黄帝内经》"法于阴阳，和于术数"的养生理论，把养生术发展成了养生学或养生文化，使中医养生上升到新的高度。

　　玄学养生崇尚自然，讲求无为，嵇康在《声无哀乐论》中讲："夫推类辨物，当先求自然之理。"主张顺应自然养生。陶弘景则在《养性延命录》中提出具体的四时养生方法。他们还注重养神和调气，如嵇康云："精神之于形骸，犹国之有君也。神躁于中，而形丧于外，犹君昏于上，国乱于下也。"强调形神共养，尤重养神。陶弘景提出闭气法以养气，葛洪在老子"专气致柔，能如婴儿乎"的影响下，提出胎息之法。

（二）魏晋玄学与中医方药

　　魏晋玄学对中医方药的影响体现在两个方面。其一，魏晋时期，盛行服石炼丹，以求长生不老。葛洪与陶弘景将炼丹活动转向医药领域，由此创制了中医的新剂型——丹剂，给中医方药的发展注入了新的活力。其二，葛洪批判当时人们厚古薄今、贵远贱近的思想，坚持简、便、验、廉的原则选方，完成对后世影响深远的《肘后备急方》，其在序中说："世俗苦于贵远贱近，是古非今，恐见此方，无黄帝、仓公、和、鹊、俞跗之目，不能采用，安可强乎？"陶弘景著《本草经集注》，首创按药物自然属性分类的方法，开辟了中药分类的新途径。

（三）魏晋玄学与中医思维方式

　　魏晋玄学的思辨方式以及有无本末体用之辩，对中医学的思维方式也产生了影响。在魏晋玄学盛行之前，中医学已经有了推崇"医者意也"的苗头，此观点首见于《后汉书·郭玉传》，

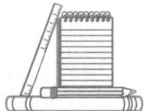

其中言："医之为言意也，腠理至微，随针用巧，针至之间，毫芒即乖，神存于心手之际，可得解而不得言也。"《黄帝内经》中多次提到在临证过程中要重视发挥"意"的作用，如《灵枢·病本》云"以意调之"，《灵枢·九针十二原》言"以意和之"，《素问·金匮真言论》说"谨察五脏六腑，一逆一从，阴阳表里，雌雄之纪，藏之心意，合于心精"。这些都是在强调"意"的重要性。但是直至受到魏晋玄学，特别是王弼"得意忘形""得意忘象"论点的影响之后，以意论医才在医学著作中大行其道。

魏晋之后的很多著述都有关于"医者意也"的论述。如晋代程本《子华子》言："医者理也，理者意也。"南朝陈延之《小品方》曰："亦云医者意也。便宫中相传用药，不审本草药性，仍决意所欲以加增之，不言医者意也为多意之人，意通物理，以意医物，使恶成善，勿必是治病者也。"唐代孙思邈的《千金翼方》中也说："医者意也，善于用意，即为良医。"孙氏直接把"用意"与医术的好坏联系起来，也说明了其对"用意"的重视。

第四节 唐宋禅宗思想

佛教与基督教、伊斯兰教并称为世界三大宗教，其传入中国大约在两汉期间，东晋至南北朝时期发展迅速，隋唐时期达到鼎盛，至唐宋之际，与中国本土文化融为一体，成为中国文化的一部分。佛教宗派颇多，主要有天台宗、华严宗、唯识宗、三论宗、禅宗、净土宗、律宗、密宗等。其中禅宗一派较为特殊，其出现是佛教中国化的重要标志。

一、唐宋禅宗简介

按照宋真宗年间释道原所著《景德传灯录》的说法，菩提达摩于南朝宋末时期来到中国，成为禅宗在中国的始祖。其将释迦心法传给二祖慧可（486—593），又经僧璨（？—606）、道信（580—651），传到五祖弘忍（605—675）。弘忍的弟子神秀（606—706）创北派，慧能（638—713）建南派，后来在传播过程中，南派压倒北派，各派弟子推崇慧能为六祖。对于这一说法，冯友兰先生认为其可信程度受到怀疑，因为之前的文献里找不到支持它的根据。他指出，禅宗的理论基础在僧肇和道生的时代已然产生，由此禅宗的兴起顺流而下，势所必然，直到唐宋时期的欣欣向荣。

禅宗依循慧能的路线发展，将三论宗和先秦道家思想进行了结合，两者讨论的中心问题极其相似，对"有""无"的看法、从何处入手探讨问题和所得到的最后结果，是更深一层的相似之处。禅宗将终极的真谛称为"第一义"，认为其本性为"不可说"，如《文益禅师语录》记载："如何是第一义？师云：我向尔道，是第二义。"这与庄子眼中的"道"颇为类似。对于如何识得"第一义"，禅宗认为修行的方法为"不修之修"，是尽力做眼前当做之事，而无所用心。这与道家所说的"无为"和"无心"又有异曲同工之妙。慧能一派的禅宗讲求顿悟，在《坛经》中提出无念法门："我此法门，从上以来，先立无念为宗，无相为体，无住为本。"认为悟与不悟只在一念之间，凭借自己的灵知，在一刹那间领悟"第一义"，即顿悟。

二、唐宋禅宗与中医学

（一）唐宋禅宗与中医思维方式

从思维方式的角度来看，禅宗的顿悟不需要概念、判断、推理等逻辑思维，不需要对外界

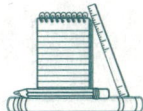

事物进行解析以及经验的积累，只需凭着感性直观，靠瞬间的意念来把握认识对象。这种直觉关照、注重心悟的思维方式，在某种程度上促进、深化和发展了中医学的基本特质。

中医学注重直觉的感知体验，《素问·阴阳应象大论》中说："智者察同，愚者察异。"医者通过望闻问切四诊的外在感知，来整体上把握患者疾病的内在情况，这表现出浓厚的直观思辨色彩。《素问·八正神明论》中有一段关于神的精彩论述："请言神，神乎神，耳不闻，目明，心开而志先，慧然独悟，口弗能言，俱视独见，适若昏，昭然独明，若风吹云，故曰神。"强调了直觉思维瞬间独悟的特点，不依靠思虑和语言，不依靠逻辑的思维能力，一瞬间领悟"阴阳不测"的神，获得一种豁然开朗的境界。

（二）唐宋禅宗与中医辨证论治

禅宗的另一个思维特征是以不变应万变，这对中医学辨证论治体系的发展和确立有着重要的推动作用。隋唐时期，医家受魏晋玄学思想的影响，采用分门别类、追根溯源的方式来探讨医学，通过实证主义来观察医学现象。诊断上注重客观的观察指标，如根据尿味发甜诊断消渴；治疗上注重辨病论治，针对病因进行治疗，如用槟榔杀绦虫、用动物肝脏治雀盲等。宋元时期，以不变应万变的思维方式成为主流，中医学由此开始注重辨证论治，并以八纲辨证来统领治则治法，在治疗上灵活变通，分型论治，这在深层次上也体现了以不变应万变的思想。

第五节　宋明理学思想

两宋时期，有"新儒家"之称的理学兴起，至明代时，理学有了新的发挥和发展。这对宋金元时期中医学学术的繁荣发展产生了深刻影响，这一时期的医学在中医学术史上留下了浓墨重彩的一笔。

一、宋明理学简介

宋明理学虽也以儒家思想为核心，但不同于两汉经学对儒家经典原文的考证，其更注重阐释义理，兼谈性命，同时糅合了佛道之学，故以"理学"相称，有别于传统儒学。理学家中，北宋以周敦颐、张载、程颢、程颐为代表，南宋以朱熹、陆九渊为代表，明代以王守仁为代表。今人大多将理学的流派分为三大派别：以张载为代表的气本论派、以程朱为代表的理本论派、以陆王为代表的心本论派。

周敦颐（1017—1073），字茂叔，是理学的开山鼻祖，他从华山道士陈抟得到《无极图》后，根据"自上而下，顺则生人"的原则，把其修改为《太极图》，又将《太极图》与《易经》附会，写成影响中国近千年的《太极图说》，为宋明理学奠定了深厚的理论基础。因此，周氏也被后儒称为"宋理学之宗祖"。

张载（1020—1077），字子厚，其创立的关中学派是理学开创阶段的重要派别。张载认为，宇宙的本原是"气"，主张"太虚即气"；同时最早提出"天人合一"四字，并以此构建理论体系，作为伦理道德思想和认识的最高境界。他继承儒家的仁孝之理，提出"民胞物与"的观点，认为民为我同胞，物为我同类，主张爱人和一切物类。

程朱理学始创于北宋程颢（1032—1085）、程颐（1033—1107），经过杨时、罗从彦、李侗的传承，由南宋朱熹（1130—1200）集其大成，是理学各派中对后世影响最大的学派之一。"二程"的理学体系以"天理"为核心，用以解释世界的本原和论证社会的统治秩序与伦理道德是合理、

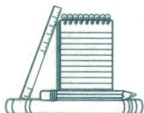

永存的。他们主张"存天理，灭人欲"，认为人要在封建伦理规范下生活，否则就会人欲横流，产生罪恶。这一点对朱熹影响深刻，成为其理学思想的重要观点之一。朱熹在理学发展史上有着十分重要的地位，其将理学构建成一个庞大而系统的以"理"为本的思想体系，使儒学发生重大转折。他运用"二程"提出的天理来解释太极，认为太极总领万理，又将张载的"气本论"纳入到自己的思想体系中并加以改造。此外，程朱理学对儒家"格物致知"思想的继承和发挥对后世亦影响深远。

陆王心学以陆九渊（1139—1192）、王守仁（1472—1529）为代表。陆九渊，字子静，号象山，是心学的创始人。他的思想"因读《孟子》而自得之"（《陆九渊集》），继承了孟子的"心性论"，主张"心即理"。王守仁，字伯安，自号阳明子，是陆王心学的集大成者。他首先提出"心学"二字，总结了心学四诀："无善无恶心之体，有善有恶意之动，知善知恶是良知，为善去恶是格物。"并首次提出"知行合一"说，"知"是指思想道德，"行"是指行为实践；同时提出心学的宗旨在于"致良知"。

二、宋明理学与中医学

（一）对中医基础理论的影响

自理学创始人周敦颐提出太极之理，之后的理学家皆对此有注释发挥，很多医学家也借此对中医理论进行阐述。朱丹溪、张景岳、孙一奎均有言论强调学医要通于太极之理。如朱丹溪《格致余论》云："先儒谓物物具太极，学者其可不触类而长，引而伸之乎？"张景岳《类经图翼》曰："浑然太极之理，无乎不在。所以万物之气皆天地，合之而为一天地；天地之气即万物，散之而为万天地。故不知一，不足以知万；不知万，不足以言医。"孙一奎《医旨绪余》说："医之为教，正示人节宣天地之气，而使之无过不及。攻是业者，不能寻绎太极之妙，岂知本之学哉！"宋之后有很多医家用太极之理去解释医学问题。明代《普济方》用太极动静论男女动静、经行精泄，张志聪以太极论胚胎，赵献可以太极论命门等。理学家还提出阴阳互根、动静相连的思想，对中医学的阴阳学说有所深化，医学家们亦借此在中医理论上有深入探讨。张景岳即将其运用到治疗当中，主张"阳中求阴""阴中求阳"，创制左归丸、右归丸等。

（二）对中医学派的影响

理学体系内部不同派别学术争鸣的学风对医学界产生了强烈影响，在这种氛围的感染下，医学家们思想活跃，各有观点，形成了不同的学术流派，大大丰富和发展了中医学术。其中以金元四大家之刘完素、李东垣、张子和、朱丹溪最具代表性。《四库全书总目提要·子部·医家类》说："儒之门户分于宋，医之门户分于金元。"从历史来看，正是由于"儒之门户分于宋"的出现，才引发了"医之门户分于金元"，这是宋明理学对中医学派直接而深刻的影响。

复习思考题

1. 通过本章的学习，你认为哪个思想流派对中医学影响最为深刻？
2. 先秦道家和儒家是如何影响中医学的？
3. 先秦之后，哪些思想流派以儒家思想为核心？哪些思想流派以道家思想为核心？各自对中医学的影响又如何？
4. 佛教传入中国后，对中医学产生了哪些影响？

扫一扫，查阅
复习思考题
答案

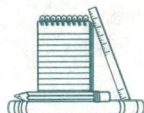

第八章　汉字与中医药

【学习目标】
1. 熟悉汉字的起源和发展。
2. 理解汉字的文化功能。
3. 了解汉字对汉文化圈的影响。

第一节　汉字的起源与发展

文字是记录和传达语言的符号系统，是记录人类思想、文化知识的重要载体。汉字不仅是世界上历史最悠久的文字之一，而且是当今世界上仅有的仍在通行使用的最古老的一种文字。汉字在其形成发展过程中，一方面受到了中国传统文化思想的深刻影响，承载着丰富的文化信息；另一方面，它本身又反作用于中国传统文化，对传统文化的形成与发展起着不可替代的作用。鲁迅先生在《汉文学史纲要》中谈到汉字的三美，"意美以感心，一也；音美以感耳，二也；形美以感目，三也"，整个的汉字系统，离不开音、形、意三要素。

一、汉字的起源

汉字的诞生，是中华民族由蒙昧进入文明时代的标志。关于汉字的起源，有多种说法，主要的有以下几种。

（一）结绳说

《易传·系辞下》中说："上古结绳而治，后世圣人易之以书契，百官以治，万民以查。"古人在文字出现之前，以结绳记事的方法，把战争、猎获、会盟、选举、庆典、联姻、生育、疾病和灾害等大大小小的事件记录下来。几乎每个民族在文字出现之前都经过结绳记事的过程，如《北史·魏本记》中说："（北朝魏的先祖）射猎为业，淳朴为俗，简易为化；不为文字，刻木结绳而已。"这种现象在今天仍没有文字的民族中依然存在。有些原始文字可以采用结绳符号作为构字符号，如"十"和十的倍数"廿""卅""卌"等文字，都具有结绳的迹象。

（二）八卦说

相传八卦为伏羲氏所作，《说文解字·叙》中说："古者庖牺氏之王天下也，仰则观象于天，俯则观法于地；视鸟兽之文与地之宜，近取诸身，远取诸物，于是始作八卦，以垂宪象。"文通纹，即纹理。古人从自然取法，将简单的符号纹路，作为描述世界的工具；刘师培在《小学发微》中说"大约《易经》六十四卦为文字之祖矣"，乾、坤、震、坎、艮（gèn）、巽（xùn）、离、兑为八卦，以阳爻（yáo）（—）和阴爻（--）组合构成，就是最早的记事符号。按照《易纬·乾凿度》的观点，此八卦符号即后来天、地、雷、水、山、风、火、泽的古字，此说颇能

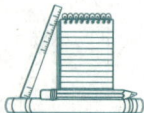

揭示从文到字的演变。

（三）仓颉造字说

《万姓统谱》记载："上古仓颉，南乐吴村人，生而齐圣，有四目，观鸟迹虫文始制文字以代结绳之政，乃轩辕黄帝之史官也。"《说文解字·叙》言："黄帝之史仓颉，见鸟兽蹏迒之迹，知分理之可相别异也，初造书契，百工以乂（yì），万品以察。"《淮南子·本经训》中说："昔者仓颉作书，而天雨粟，鬼夜哭。"综上可知，仓颉是黄帝的史官，有超常的智慧与敏锐的观察力，搜集、整理并创造了一批文字。鉴于仓颉对文字的巨大贡献，秦相李斯将"书同文"的启蒙识字课本冠名为《仓颉篇》。

（四）图画说

世界四大文明古国都有象形文字的历史，如埃及的象形文字、苏美尔人的楔形文字、古印度的哈拉文以及中国的甲骨文，都是独立地从原始社会最简单的图画和花纹产生出来的，汉字是目前世界上遗留下来的唯一还在使用的象形文字。现今出土的古代陶器上的记号，很多具有文字的性质，云南丽江纳西族的东巴文，以及贵州水族的水书，仍保留这种远古文明的信息，是研究人类文字起源的活化石。从图画到象形文字，从古代文字到现代文字，是经历了漫长的过程逐渐演变而成的。

二、汉字的六书

所谓六书，是指古人分析汉字的构造和使用而归纳出来的六种条例。用六书来分析汉字结构，始自汉代古文经学，首见于班固《汉书·艺文志》："古时八岁入小学，故周官保氏掌教国子，教之以六书。"其后东汉郑众、许慎基本沿用班固之说，今天公认的六书分类来自许慎的《说文解字·叙》（以下简称《说文》），包括象形、指事、会意、形声、转注、假借。

象形：《说文》："象形者，画成其物，随体诘（jié）诎（qū），日月是也。"象形字就是字形画成字义所表示事物的形状，随着物体的外形而曲折字的笔画。日月的甲骨文就很像一轮红日和一弯新月，其他如山、川、州等，也是用的这种造字法。

指事：《说文》："指事者，视而可识，察而见意，上下是也。"指事字一看就可以认识，仔细观察就能发现它的意义，"上"字和"下"字就是这种字。

会意：《说文》："会意者，比类合谊，以见指撝（huī），武、信，是也。"意思是说，会意字是组合两个或两个以上的象形字，会合它们的意义，来表现该字义，如"三人为众""三水为淼"，表示人多及水大之意。

形声：《说文》："形声者，以事为名，取譬相成，江河是也。"段玉裁注解道："'以事为名'，为半义也；'取譬相成'，谓半声也。'江''河'二字以'水'为名，譬其声为'工''可'，因取'工''可'之声而成其名。其别于指事、象形独体，形声合体。"准确地揭示了形声字的含义。

转注：《说文》："转注者，建类一首，同意相受，考老是也。"所谓"建类一首"，就是指的同一个部首；"同意相受"，是指几个部首相同的同意字可以相互解释。如《说文》举例"老，考也"，"考，老也"，读音相近，意义也相通，可以互相解释，即为一对转注字。

假借：《说文》："假借者，本无其字，依声托事，令长是也。"假借字是指在某个新事物出现后，虽口语有了此词，然笔下却没有表示它的字，就依据其名称的声音去找一个音同的现成字来表达，令字、长字就是这种。"令"本义为命令、号令，因其读音与"县令"之"令"同，故假借"命令"之"令"为"县令"之"令"，假借与字的本义并不相干。

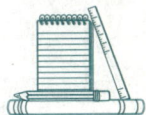

知识链接

病入膏肓

春秋时期，晋景公患重病到秦国求医，秦桓公派了一位叫缓的医生前去。在缓未到之前，晋景公梦见他的病变成了两个小孩。其中一个小孩说："缓是高明的医生，肯定会伤害我们，怎么才能避免呢？"另一个小孩说："我们住在肓的上面，膏的下面，他能把我们怎么样呢？"缓到了晋国，给景公诊视了一番，然后对他说："您的病没有办法医治了，因为您的病在肓的上面，膏的下面，不可以用攻法治疗，补的药又到达不了，我也无能为力了。"缓的话与景公的梦境完全吻合，这让景公既佩服又惊讶，不得不接受自己无药可救的现实。成语"病入膏肓"就是形容病到了不可救药、无法医治的地步，引申为事情严重到不可挽救的程度。

三、汉字的异体、繁化及简化现象

汉字有几千年的历史，始终坚持着一条"音形意"和谐的主线，为了这个目的，汉字产生了各种变化。排除汉字字体带来的字形上的差别，在这些字形变化中，最重要的是汉字的异体、繁化和简化现象。

（一）异体

所谓"异体"，是指有一些汉字读音与含义完全相同，但是字形不同，在使用中可以互换的现象，如"疋"（dǐng）既是"匹"又是"雅"的异体字，疋夫就是匹夫，《尔疋》就是《尔雅》。早期的甲骨文与金文在结构上还没有完全定型，所以存在大量的异体字。秦朝在文化上进行了"书同文"的改革，规范统一了全国文字，战国时期的六国文字，便成为秦之后的异体字。然而对六国文化的价值并不能完全否定，风俗也不可能做到一时统一，故很有必要将官方的"正字"或"通用字"与民间使用的"俗体"（亦称"或体"）进行对照，许慎的《说文解字》就开展了这样的工作，共搜集了1163个异体字。文字总有正俗之别，故历代的异体字不断出现，这种搜集整理工作也要不断更新。《康熙字典》是中国第一部以字典命名的汉字辞书，共收录4万多字，其中就包括2万多个异体字，足见中国古人对文化继承的重视。了解异体字对于继承历代中医药文化遗产意义重大，如"喑（yīn）"与"瘖（yīn）"两字在表达不能出声时可异体，如暴瘖与暴喑都是指代以突然声音不扬、嘶哑甚至失音为主要表现的喉病，但"喑"同时还有小儿哭泣不已、恚怒等意，如清代医家周学海《形色外诊简摩》中有"语声喑喑然不彻者，心膈间病"，此处的"喑"就不能当喉病理解了。

（二）繁化

所谓"繁化"，是指汉字演变过程中由简到繁，字形的笔画或构件由少到多的现象，与汉字的简化同时存在。汉字的繁化有多种多样的原因，其中最基本的作用仍是与汉字的基本性质相一致，就是增强汉字字形区别词语的作用，从视觉上尽量将词语的特征反映出来，使原来可能很相近的两个字或词变得有一定的视觉距离，成为清晰可辨的两个书面词语；如"州"原意为水中小块陆地，后借用于州郡县的含义后，原字加"水"旁成为"洲"；再如古本《黄帝内经》中"藏府"二字，今天都加了"月"旁成为"脏腑"，其中的"脏"则经历了"藏"—"臟"—"脏"的先繁又简的演变。总体来说，字形复杂的字，虽然书写困难，但辨认时不容易出现歧义，繁体字作为书面文字在表达语义时往往更加准确。

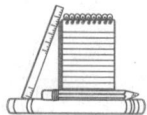

（二）简化

所谓"简化"，就是指后来的字比起原来的字在笔画上要简省，是向与繁化相反的方向演变。汉字的简化古来有之，早在汉字形成之初的甲骨文和金文阶段，汉字就有了简体。发展至小篆，再到隶书与楷书时期，简化字就更多了。自秦汉时期开始，民间就存在不少约定俗成的简体字，然而并未受到官方认可，故被称为"俗体"。汉字的简化包括减少笔画与精简字数两个方面，简化的目的在于方便书写和使用，更适合文化的普及。从宋朝开始，在雕版书籍印刷上也出现了简体字，其流行范围被进一步扩大，数量也随之大大增加。近代，因文化传播提出的迫切要求，不少学者提出与发起汉字的简化运动，政府也多次大力推广简化汉字。我们现在使用的很多简化字，所依据的就是中国文字改革委员会于1964年编印的《简化字总表》。但是，有些简化汉字的方便书写，是以失去汉字的语义功能作为交换的，如"亲"与"親"，亲不见面；"厂"与"廠"，厂不尚文。再如《黄帝内经》中的"知机之道者，不可挂以发，不知机道，叩之不发"，其中前一个"发"是头发的"髪"，后一个"发"是发出的"發"，以一字多意来简化汉字，常会带来古籍简化后的理解偏差。

繁化与简化反映的是文字辨识的精确有效与书写的简单省力之间的矛盾，两种趋势都是汉字发展过程中必不可缺的，有漫长的演变历史与深刻的背后动因，反映出的是汉字自身发展的内在规律，不能简单地用正误优劣评判繁简汉字。对于一些特殊专业人员，如从事古汉语教学、古籍整理、中国古代文化及中医药工作的人来说，掌握繁体字无疑是十分必要的。中医院校引导学生使用繁体字课本，中医经典课程适当以繁体字教学，对于激发学生阅读古籍原典的兴趣，以及系统学习继承中医药文化遗产等，将产生积极的推动作用。对于一般民众，能够做到"识繁用简"，也有利于加深对中国传统文化的认识。

第二节　汉字的文化功能与传播

文字是文化的载体，是一个民族的传统与文化得以发展传承的重要媒介。汉字的形体相对稳定，因而具有持久的延续性和凝固性，是中华民族精神之所寄，对于民族的融合和国家的统一，汉字所起的作用不容忽视。

一、传承民族文化

汉字对于中华民族不同方言区域的文化交流传播，对于中国文化同质性的形成，以及维系中华多民族的团结，都具有极其重要的作用。汉字承载着丰富的文化信息，先民们的生活经验、思维能力以及社会的礼制习俗、生产力发展状况等，都或多或少地在汉字上得到了体现。中国文字虽然经过诸多的变化，但在"形音义"和谐的目标指引下，在"汉字六书"大原则的要求下，始终没有出现根本上的剧变，今天稍具古文基础的人要读懂汉唐时期的文献，并不存在太大困难，这就为华夏民族在文化上的接力跑创造了条件，而不至于完全另起炉灶，从头再来。不仅如此，汉字本身又是一个复杂而丰富的文化体系，它具有丰富的文化内涵，是中国文化中重要的组成部分。汉字构字造型的独特性，逐渐衍生出书法篆刻艺术其音韵节律的魅力成就了楹联、诗词歌赋等艺术形式，这些共同构成了灿烂的中国文化。汉字所承载的丰富传统文化信息是其他拼音文字所无法替代的，这也正是古诗文和中医药术语在译成其他文字时，出现失真的原因所在。有鉴于此，要继承好历代中华传统文化遗产，必须有较好的汉字功底。

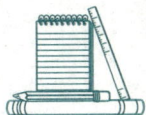

二、凝聚民族精神

世界上没有哪个其他国家的文字能像汉字一样穿越几千年的历史，在如中国这样一个历史悠久、幅员辽阔、方言众多的国家，跨越历史、地域的差异，沟通古今，联络南北，使今人能继承古人的文化，南方人可以读懂北方人的文字，而不出现理解上的障碍。中国语言分为书面语与口头语，但说着任何一种地方方言的人，在书写时都是使用同一种书面语，这就形成了虽听不懂但读得懂的独特现象。天人合一、中庸和谐、自强不息、厚德载物等中国精神，通过汉字代代相传，形成了中华民族牢不可破的民族精神；仁义礼智、尊师重道、知雄守雌、以直报怨成为中国人共同遵守的道德法则。千百年来，南北东西的中医都是以《黄帝内经》和《伤寒杂病论》为理法根本，虽万变不离其宗，为中华民族的卫生保健事业作出了卓越贡献。拥有几千年悠久历史的中华民族之所以能够屹立在世界东方，汉字的统一所起的作用，实在比政治与武功更大。中华民族之所以能够跨越地域、血缘、种族的界限，成为一个包容性和适应性极强，柔韧性、坚忍性极好的民族，与汉字文献承载的几千年来一脉相承的内在民族精神密切相关。回望历史，虽然中华民族多受劫难，几经分裂，但最终都能够重新聚合统一，汉字的文化载体作用不可抹杀。可以说，没有了汉字，就失去了维系民族精神的文字基础，就失去了华夏一体的文化根基，就失去了国家统一的文化精髓。

三、对汉字文化圈的影响

以语言文字来划分，古代亚洲存在着三大文化圈：以阿拉伯文为中心的西亚文化圈，以梵文为中心的南亚文化圈和以汉语为中心的东亚、东北亚和东南亚文化圈，亦即汉字文化圈。

汉字文化圈，是指以中国为主体，包括朝鲜、韩国、日本及越南等在内的许多使用汉字的国家和地区，它们之间以汉字为纽带，深受中国传统文化的影响，在政治、历史、文化、经济上有着千丝万缕的联系，这些国家和地区的人口占世界总人口的1/3以上，逐渐成为世界上最大的文化共同体。

（一）促进了中国传统文化向周边国家的传播

中华民族在历史上以其悠久灿烂的文化，辐射和影响着许多友好邻邦。汉字是汉文化的载体，要学习汉文化，首先要学习汉字与汉语。因此，在中国传统文化向外传播的过程中，汉字起到了至关重要的作用。

古代中国汉字向外传播的途径主要有3条：一条由汉族腹地中原地区传向南与西南，传至广西和越南，在广西产生了壮字，在越南产生了喃字；一条向东，传播至朝鲜、日本，产生了谚文与和文；一条向西及西北，宋代时传播至契丹、女真和西夏，产生了契丹文、女真文和西夏文。这些国家和地区文字的产生，大多经历了对汉字的借用和结合本民族情况进行改造的过程。

汉字中所包含的深厚内涵，对汉文化圈的国家产生了深远的影响，历史上这种影响表现在思想意识、道德伦理、政治制度、民风民俗、建筑服饰、节日祭祀等各个方面。在今天的日本、朝鲜、韩国、越南等国家，还有大量的踪迹可寻，如几个国家都使用筷子，都将端午节、中秋节等作为传统节日，都有重血统、看人情、讲礼数、爱面子的特点，这些都与汉字传播的中华传统文化密切相关。1968年，韩国全面禁止在公文和教材中使用中文，但到2000年，韩国政府宣布恢复汉字教育和使用汉字，在公务文件与城市路标上恢复使用汉字，在中小学推行"1800个常用汉字必修教育"，这是因为汉字在某种程度上已成为韩国文化的重要组成部分。

在经济发展全球化的今天，不同国家之间经济、政治等方面的交流和往来越来越密切，同

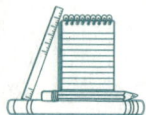

时也伴随着各国文化的碰撞与交融。以此为契机，"孔子学院"应运而生，为中国文化的对外交流和传播提供了新的平台，让中国文化"走出去"战略迈向了全球。孔子学院是中外合作建立的非营利性教育机构，旨在促进中文传播，加深世界人民对中国语言文化的了解，推动中外人文交流，增进中国与其他国家的互相了解。作为世界了解中国的窗口和桥梁，孔子学院一方面通过对外汉语教学、技能培训等加强汉语言文化的传播力和吸引力，另一方面通过中国特色文化展示、汉学研究、实践项目等推动世界了解中国、理解中国，这对传播中华优秀传统文化、当代中国文化起到了突出作用。

（二）推动了中医药向海外传播

汉字文化圈对于中医药的接受和认同主要表现在两个方面。一是民众对中医药的认可程度较高，这是文化同源所致；二是在接纳吸收中医药学的基础上，历经数百年的发展，形成了本国固有的传统医药学，这是汉文化与本国民族文化同化融合所致。

1. 日本与汉方医

中医药学传入日本，在此基础上形成的传统医学，日本称为"汉方医"或"皇汉医学"。中医传入日本的具体时间不详，一般认为，中医药是经朝鲜传入日本的。隋唐时期中国统一，国力强盛，成为东亚政治、经济、文化的中心，日本派遣大量使臣来中国学习，回国时带去了很多医学书籍。据藤原佐世所编《日本国见在书目录》（891）载，当时日本中央政府收藏的中国医书达166部1309卷。唐朝末年，两国交通中断，日本医家对引进的中国隋唐时期医书进行了大规模的整理和编纂，日本皇汉医学重要巨制《医心方》即基于此而成。中国明朝时期，日本医学的主流人群从僧侣转至儒生，对医药中的宗教色彩加以排斥，并深受中国金元医家的影响，强调随机应变，反对拘泥古法，建立了日本医学的"后世派"。随着日本国内儒学的兴盛，遵古思想带来了对中国汉学的推崇，这一派强调研读经典《伤寒论》，排斥唐宋金元医学思想，被称为"古方派"，与"后世派"构成了汉方医学的两大分支。一直到明治维新前，以中医学为基础的日本汉方医学长期占据主流医学地位。

2. 朝鲜与东医

中朝两国山水相连，文化相通，自古以来两国人民就有非常密切的交往。隋唐时期，高句丽国便派遣留学生来华，数量超过日本，这些来华人员回国前采购物品中最多的便是佛经与中国医籍。唐末的连年混战，使中国许多文化典籍受损，故宋开国后曾向朝鲜征求中国医书，朝鲜国王遂献《黄帝针经》，流传至今的《灵枢经》即此版本。宋金元时期，活字印刷术的出现对中国医学书籍的普及起到了强大的推动作用，也惠及相邻的朝鲜。自北宋后的200余年间，大量的宋版医书传入朝鲜，其中以《太平惠民和剂局方》影响最为广泛。中国文化与中医药学传入朝鲜，在朝鲜得到了广泛传播与发展，并最终在中国明代时期，与朝鲜的民族传统医学结合，最终形成了以"四象"体质概念为理论体系的朝鲜传统医学——东医，并以朝鲜名医许浚于1610年著成《东医宝鉴》为标志。朝鲜对中医药学的学习与研究，也是建立在对汉字通晓的基础之上的。

3. 越南与东医

越南很早就与中国有医药文化交流，他们在吸收中医药学的基础上，结合本民族的特点，发展成为东医。据越南史书记载，早在公元前257年，中国秦代医生崔伟就到了越南行医，并著《公余集记》一书，这是为中医传入越南之始。秦、汉两代在今越南北部与中部地区设郡，中医诊疗技术和中医医籍随人口流动向南传播，使越南北部和中部成为最早受中医药影响的东南亚地区。汉代以后，我国也常有知医人士到越南。隋唐时期，中医的许多重要著作如《黄帝内经》

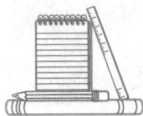

《脉经》等先后传入越南，更多的医生进入越南，治愈了许多当地人无法治愈的疾病，扩大了中医药学的影响。南宋以后，中药材成为中国输入越南的最为重要的商品。明清以后，越南医家对中医药学加以研究发挥，结合本国特点，发展了越南传统医学。如黎有卓所著《新海上医宗心领全帙》一书，即为在综合《黄帝内经》《难经》《伤寒论》《金匮要略》的基础上，结合自身丰富经验而成，是越南传统医学的集大成之作。

知识链接

训诂与校勘

阅读与研究古代文献，需要一定的方法，因为汉字的字形、发音有古今的不同，而且古籍中也或多或少会出现错误，所以要顺利地使用文献，就必须借助训诂与校勘的方法，二者都是为了读懂古书而设。

训诂，是指疏通解释古代的典籍文献与研究古代语言文字的意义。"训诂学"是研究我国古代语言与文字的一种专门学科，也可以称为"古语义学"。现代训诂学范围更加扩大，还包括了沟通方言。训诂包括形训、音训、义训三种。

校勘，就是改正书面材料上由于种种原因而形成的字句篇章上的错误，使之恢复或接近本来面目，校勘大体上有对校、本校、他校、理校四种方法。广义的校勘还有"辨章学术，考镜源流"的作用。

扫一扫，查阅
复习思考题
答案

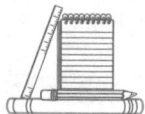

复习思考题

1. 谈谈汉字的形成与形体流变。
2. 汉字对中国传统文化的传播有何影响？

第九章　数术与中医药

【学习目标】

1. 了解数术的基本概念。

2. 了解三才四象、九宫八卦的基本知识，以及其与中医药的联系。

3. 了解六合、七星等基本的天文学知识。

4. 熟悉天人合一、道法自然的哲学思想，提高传统文化方面的内涵。

【案例导入】

从立夏后、立秋前服白虎加人参汤看"天人相应"

《伤寒杂病论》中白虎加人参汤为清热剂，功效为清热、益气、生津。临床主治伤寒、温病、暑病气分热盛，津气两伤，身热而渴，汗出恶寒，脉虚大无力；火热迫肺，上消多饮证。条下强调此方立夏后、立秋前才可服，立秋后不可服。这反映了中医在治疗疾病时对药物的使用顺应自然界的阴阳变化，从而取得最佳治疗效果。这种高度重视季节变化、因时制宜对治疗影响的思想，充分体现了人与天地相应而产生多种生理病理变化的天人相应观，《素问·上古天真论》说："上古之人，其知道者，法于阴阳，和于术数。"也是天人相应学术思想的体现。

第一节　天道与人心

天道，是中国古代重要的哲学概念，最初含义偏指天理天意，后来逐渐演变为自然界的基本规律。人本生于自然，天人之间亦能相互感知，即天人感应。早期偏于神学化的天人感应，后来偏于自然化的天人感应，特别强调人对自然的感应。这是人类认知的进步，是从主观向客观的转变。天道既然是自然界的基本规律，人就应当首先认识，继而演变为天人合一、道法自然的哲学思想，这与中国古代"道""元气论"概念的提出是一脉相承的。

一、何谓天道

（一）天道的源流与简介

"天道"一词的提出，大概是在西周末年，一直到春秋时期才成为一种常见的说法。"天道"最早见于《易经》（《易·谦》："谦亨，天道下济而光明。"）《尚书》《管子》等书，贯穿整个中国哲学史和文化史，它是中国哲学的重要内核。中国古代儒学认为，天道与人道一致，以天

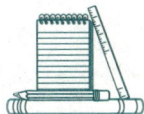

道为本。天道是儒家和道家重要的研究内容之一，亦是中国古代政治家治国理政遵循的法则与参照。

（二）天道的基本含义

1. 天的意志与旨意

天道即天理、天意，最初的含义是神秘主义的天道观，是殷周时期天命思想的延续和发展。当时人们认为天是有意志的，是世界的最高主宰。天有喜怒哀乐，就会降福祸于人间。《三国演义》中，张温与秦宓的天辩，就是这种观念的典型体现。天道既有其主持公正、判别是非的一面，即"天理昭昭"；又有其不予解释、无条件遵守、不容置疑的特性，即"天命不可违"，带有宿命论的色彩。

2. 自然界变化规律

随着时间的推移，原始天道思想逐渐受到世人的怀疑、批判，于是人们剔除其神秘性，代之以自然界本来的规律。《管子》就提出"天道自然"，强调人们更应效法自然、顺应自然。例如日有升落，月有圆缺，四时循环，草木枯荣，都是正常自然变化。《庄子·庚桑楚》说："夫春气发而百草生，正得秋而万实成。夫春与秋，岂无得而然哉？天道已行矣。"孟郊《感怀诗》说："四时更变化，天道有亏盈。"

（三）天道的其他含义

天道在中国历史文化中，具有多重的复杂含义，除去以上两种基本含义外，还另有所指，如征兆、气候、天气、时光、时候、局势、形式，以及佛教所说的六道之一。

二、天人感应与心心相感

（一）天人感应的含义与源流

"天人感应"是中国古代哲学术语，指天意与人事的交感相应，是人与自然万物同类相通，相互感应之意。人是自然的一部分，本来与天地万物为一体，共生共息，只因识神分别之故，渐脱离自然。正如《易经》所说，一个人心性洁静，那么就可以"寂然不动，感而遂通"。天人感应思想在中国有悠久的历史，往上可追溯至夏商时期，春秋战国时代已非常普遍。儒家和道家都有天人感应思想，如荀子的天人感应观、庄子的气感应思想等。儒家天人感应主要学派有孔子学说、墨子学说、董氏学说等。

（二）天人感应的分类

1. 神学化的天人感应

这类天人感应思想主要是感知天意，天能干预人事，人亦能感应上天。古代认为天子违背了天意，不仁不义，天就会出现灾异进行谴责和警告；如果政通人和，天就会降下祥瑞以示鼓励，如民间有忤逆不孝会遭雷劈的说法，教育人们要尊老行孝。天人感应思想在儒学体系的建构过程中发挥了重要的理论贡献作用，在中国古代君主施政方面也发挥了积极作用。以董仲舒为集大成者，儒家借助其来规劝君主实行仁政，起到了约束君主道德的作用。早期的道家也有这种神化的天人感应思想，如老子、列子。

2. 自然化的天人感应

剔除神学思想，纯粹感知天地自然之气，这就是自然化的天人感应。《易·乾》的"同声相应，同气相求"就是典型的说明。随着时代的进步，人们发现自然界的变化是有规律的，不以天的意志而有所改变，这是人类认知的进步。自然化的天人感应思想，主要是道家，因为道家崇尚自然，以探求宇宙万物的本原为宗旨。从文子开始占主导地位，先秦道家到庄子基本抛弃

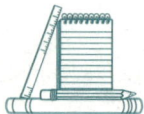

了神学的天人感应思想，而从自然的角度来谈天人感应。

（三）心心相感

"心有灵犀一点通"，即彼此心意相通，不用说出，就能感知对方的心意，或者对方说出了自己正要表达的意思，思想感情完全一致。《易传·系辞上》说："同心之言，其臭如兰。"意指同心同德的人发表一致的意见，说服力强，人们就像嗅到芬芳的兰花香味，容易接受。《孟子》说："夫子言之，于我心有戚戚焉。"意指夫子的话在我心里产生了触动与共鸣。上述事例说明人与人之间也存在相互感知的现象。表现在言语认知上的认同，以及不用言语表达的心灵之间的感应。

三、天人合一与道法自然

天、人是中国古代哲学重要的内容，"天人合一"是中国哲学史上一个重要命题，解释纷纭，莫衷一是。天人合一思想也是中国古代哲学最突出的特色。宇宙自然是大天地，人体是一个小天地。人和自然在本质上是相通的，故一切人事均应顺应自然规律，达到人与自然的和谐。"天人合一"不仅是一种思想，而且是一种生活态度，儒家、道家的天人观都各有其特色。

（一）天人合一的天文学内涵

中国古天文学是指以地球为参照物的天体运动学，即天体是地球的扩大。天轴与地轴处在同一条直线上，即无论地球运行到公转轨道上的哪一个点，地轴与黄道平面的倾斜方向始终保持不变。北极总是指向北极星附近。地球南北两极也是南北磁极，分别与天体两大磁极发生磁感应，所以天地的轴心倾向相同，在一条直线上，这便是天地感应最根本的内涵之一。五运六气的种种感应之道，皆建立于此。这种感应性或磁力，都属于无形的能，中医名之曰"气"。

知识链接

天人合一在《黄帝内经》中的运用

气交的实质是天地人本源于一气，天人合一最重要的体现也是合于"气"。《素问·六微旨大论》说："何谓气交？曰：上下之位，气交之中，人之居也。"即人与万物生于天地气交之中，人气从之则生长壮老已，万物从之则生长化收藏。人虽有自身特殊的运动方式，但其基本形式——升降出入，是与天地万物相同、相通的。

（二）天人合一的医学内涵

天地大宇宙与人体小宇宙是相对应的。天人合一一方面被用来解释人体的构造，如《灵枢·邪客》说："天圆地方，人头圆、足方以应之。天有日月，人有两目。"凡此种种。人体形态结构与天地对应，在自然界中可以找到与之对应的事物。另一方面，医者用自然界的现象说明人体的生理、病理，即象思维。《黄帝内经》中的藏象理论就是典型，如外感六淫与内生五邪。此外，在数理上自然与人体也是相对应的，如天有五行，人有五脏；三才对应人体的三焦；天地有六合，人有六经等。

（三）道法自然

道法自然，出自《道德经》："人法地，地法天，天法道，道法自然。"意指"道"所反映出来的规律是"自然而然"的，而不是人创造的。"道法自然"是道家的核心理念，也是中国哲学追求的理想境界。"道法自然"揭示了整个宇宙的特性，囊括了天地间所有事物的属性，宇宙天

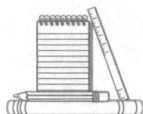

地间万事万物均效法或遵循"道"的"自然而然"规律。

道法自然的核心内涵是尊崇自然，向自然学习，与之和谐相处。汤一介指出，道家以自然主义为价值取向，在"自然的和谐"的基础上，演变为"人与自然的和谐"，进而有"人与人的和谐"，以达成"自我身心的和谐"。

中国古代对诸多规律的认识都是从体悟自然获得的，诸多发明也都是遵循这个规律而实现的，都江堰就是水利工程与自然和谐的最好例证。再比如叶天士在秋分之日，治疗一例薛生白治疗无效的难产妇人，即将原方中的药引"竹叶三片"改为"桐叶三片"，产妇遵方服药，不出叶天士所料，不久便神奇地顺利生产，也是取梧桐叶落，人与自然相应、同气相求之意。现代仿生学也是道法自然的典型运用。

道法自然的理念对于解决现代社会发展所面临的问题，如环境保护及可持续发展也有着非常重要的借鉴和指导意义。

第二节　阴阳与五行

阴阳最初指阳光的向背，其内涵自然以对立为主。随着认识的深入，人们发现了阴阳互根互用的特性，再进一步则提升到"阴阳和合，互化而生"的高度。

对五行属性的认知，也是从自然界五种直观元素天然属性上升到抽象的内在属性。并且五行之间不再是单纯的并列关系，而是有相生相克，循环往复的整体动态关系。

对阴阳五行的认知也经历了类似的过程，即从自然到抽象，从元素到系统的演变。二者皆归于一气，合则一气，分则为阴阳、五行。

一、阴阳五行的抽象引申

阴阳的早期含义指阳光的相背，不含抽象之意，《诗经》中多指天气、方位、阳光相背，例如"殷其雷，在南山之阳""习习谷风，以阴以雨""春日载阳"。西周之前还没有产生阴阳的哲学概念，其含义主要是对立观念，事物的两两相对，或者两种属性的对立。将阴阳对立属性抽象到普遍性高度的是《易传》："立天之道曰阴与阳，立地之道曰柔与刚，立人之道曰仁与义。"《系辞》中更有"一阴一阳之谓道"之说。随着时间的推移，阴阳的含义从最初的对立转向到其他方面。《国语·越语》引范蠡之言"阳至而阴，阴至而阳，日困而还，月盈而匡"，这是阴阳消长转化的最初提法。直至《老子》的"万物负阴而抱阳"，则将阴阳的属性提升到了阴阳和合、互化而生的高度。《黄帝内经》更从医学上将阴阳之间的互根互用特质提升到了一个新的高度。

五行最初的含义是自然界木、火、土、金、水五种直观的元素，进而从五种物质自然属性抽象为内在属性，并推演到其他一切事物，直至演变成庞大的五行体系。《尚书·洪范》说："水曰润下，火曰炎上，木曰曲直，金曰从革，土爱稼穑，润下作咸，炎上作苦，曲直作酸，从革作辛，稼穑作甘。"五行体系在其构建之初，仅有五方、五才的罗列，而没有五者之间相互逻辑关系的论述。在完备的五行体系中，五行之间有相生、相克的关系，这是一个很大的进步，通过五行之间的相生、相克，达到整个体系的平衡，使五行归于一个整体，在时间和空间上表现为依次递承的关系，即周而复始，生生不息。

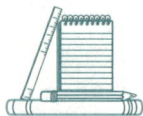

二、阴阳五行与一气周流

受中国哲学元气论的影响，阴阳五行等概念最终都将归结于气，亦即归根于一，也是老子"道生一，一生二，二生三，三生万物"的逆向归纳。《慎子》说："气之挈敛而有质者为阴，舒散而有气者为阳。"阴阳根结于气，是气的两种不同状态的表现而已。《四圣心源》说："阴阳未判，一气混茫。气含阴阳，则有清浊，清则浮升，浊则沉降，自然之性也。升则为阳，降则为阴，阴阳异位，两仪分焉。清浊之间，是谓中气，中气者，阴阳升降之枢轴，所谓土也。"五行之间的生克脱离了原始的自然属性，代之以抽象属性的生克。即"其相生相克，皆以气而不以质也，成质则不能生克矣"。相生即春之温生夏之热，夏之热生秋之凉，秋之凉生冬之寒，冬之寒生春之温。相克即木性发散，敛之以金气，则木不过散；火性升炎，伏之以水气，则火不过炎；土性濡湿，疏之以木气，则土不过湿；金性收敛，温之以火气，则金不过收；水性降润，渗之以土气，则水不过润。所谓生克，实际上是四季更替所体现的寒热温凉与生长收藏之间的变化。土枢四象实指地球绕太阳公转的引力，有此引力才能出现四季，即木、火、金、水四行，所谓一气周流。一气即地球绕太阳运转的一个完整周期，粗略可分为阴阳，即春夏与秋冬；细分可为木（春）、火（夏）、金（秋）、水（冬）。

三、阴阳五行与藏象

脏腑的阴阳划分较为复杂，有着诸多的矛盾与悖论。除去传统的脏为阴、腑为阳外，脏腑又各分阴阳之外，根据脏腑的实际功能，并结合体用、六经等，还有其他一些特殊情况。肝体阴用阳，胃体阳用阴，少阴中的心、肾都具有水火之性。脾为阴中之至阴，却有着主运化的阳动之性。文献上几乎不论及肺阳、脾阴。这说明阴阳的普遍性是不彻底的，在所谓普遍性的前提下，存在着偏从性。

脏腑的五行属性与实际功能也存在上述情况。肺属金，却有着宣发的木性；心与肾都具有水火的双重属性。这些都需要进一步的梳理与研究。

第三节　三才与四象

案例导入

"三仁汤"中的三焦同调组方思路

"三仁汤"是治疗湿温初起，湿重于热的方剂。肺为水之上源，故用杏仁宣利肺气，通调水道。脾运化水湿，故用白蔻仁芳香醒脾化湿，以入中焦；薏苡仁甘淡性微寒，利水渗湿，湿热从小便而解。本方上中下三焦同治的组方思路，从哲学上来看，就是天地人三才在中医学中的具体应用。

三才指天、地、人。先有天地，而后生人，也泛指自然界的三种元素，不但能弥补两仪、四象、八卦的偶数不足，而且能体现老子二生三的道家思想。

四象指少阴、少阳、老阴、老阳，是阴阳的进一步演化。少阴、少阳是事物的初始状态，

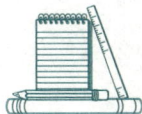

较为稳定；老阴、老阳指是事物发展的终极状态，不稳定，即将发生变化。四者之间的演变顺序是"少阳—老阳—少阴—老阴"。

三才四象在中医学都有相应的运用，如三焦学说、精气神、六经辨证、《黄帝内经》四体质说等。

一、三才四象的源流与内涵

三才指天、地、人。语出《易传·系辞下》："有天道焉，有人道焉，有地道焉。"人之所以与天地（阴阳）并立，是因为人生于天地之间，是两仪天地之心，具有灵秀之性，远非其他品物可比。所谓"三才之道"就是高扬人道旗帜，人与自然休戚与共、和谐发展之道。四象在中国早期文化中指《易经》中的少阴、少阳、老阴、老阳。少阴、少阳是事物的初始状态，较为稳定；老阴、老阳是事物发展的终极状态，不稳定，即将发生变化。四者之间的演变顺序是"少阳—老阳—少阴—老阴"。四象又指四季自然气象，在秦汉以后逐渐指代源于远古星宿信仰中的青龙、白虎、朱雀、玄武，分别代表东、西、南、北四个方向上的群星，也称四神、四灵。简单地说，四象就是阴阳的再分阴阳，即两仪生四象。易有太极，生两仪，两仪生四象。太极生两仪，产生了一个一级的"阴"和一级的"阳"。一级的"阴"产生了"阴中之阴"——老阴、"阴中之阳"——少阳；一级的"阳"产生了"阳中之阴"——少阴、"阳中之阳"——老阳。老阴、少阳、少阴、老阳是第二级的阴阳组合，统称为"四象"。这个过程即"两仪生四象"。

二、三才与中医药

三才的核心也是天人相应，天地人是一个整体，这种思想时刻存在于《黄帝内经》中，这里不再复述。除三焦学说外，针灸中的针法"烧山火""透天凉""三才刺"，方剂中的"三才封髓丹"都是三才学说在中医学中的具体应用。中医学中的精、气、神也是天地人三才在人体的投射。病因学说也有天地人三分法，《灵枢·百病始生》："夫百病之始生也，皆生于风雨寒暑清湿喜怒。"风雨寒暑归属于天，清湿归属于地，喜怒归属于人。

三、四象与中医药

四象是中国传统哲学的重要范畴，源于哲学和传统文化的中医学自然也受其影响。《黄帝内经》中将春夏秋冬、肝心肺肾与少阳、太阳、太阴、少阴相对应。太阳、太阴即老阳、老阴。《素问·六节藏象论》："心者，为阳中之太阳，通于夏气。肺者，为阳中之太阴，通于秋气。肾者，为阴中之少阴，通于冬气。肝者，为阳中之少阳，通于春气。"四象（木、火、金、水）用于对应一年四季时，分别可以对应春、夏、秋、冬。由春季到夏季，阳气渐升；由秋季到冬季，阴气渐升。春生、夏长、秋收、冬藏之规律也是四象在自然及人体的体现。

张仲景的《伤寒杂病论》中，也有少阳病、太阳病、少阴病、太阴病的辨证。《伤寒论》中的青龙汤、白虎汤、真（玄）武汤也是四象。《东医寿世保元》中的韩医四象医学也是受《黄帝内经》及中国传统文化启发而创立的，将疾病体质分为四种，即太阴之人、少阴之人、太阳之人、少阳之人，以揭示人的体质即个体差异。四象对应生命的生、长、老、死四个阶段，生命也是具有周期性的。

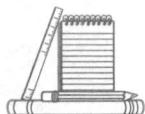

第四节　六合与七星

一、六合七星的含义

六合指东南西北四方和上下，即天地四方，泛指宇宙。宇宙有时间和空间的双重属性。此外，六合在中医上指的是脏腑与经络在三阴、三阳之合。因此，六合在中医学中的运用主要体现在时间医学和空间医学方面，如五运六气和《伤寒论》的六经病欲解时。

七星，即北斗七星，属大熊星座，从斗勺到斗柄依次为天枢、天璇、天玑、天权、玉衡、开阳、摇光。古人根据实际观察到的北斗星斗柄所指示的方向确定时令、月份、节气、时辰，这对于了解阴阳二气的消长、寒热二气更迭具有重要意义，进而可运用于运气学说中。

二、六合、时空与中医

宇宙有时间和空间的双重属性。《文子·自然》说："往古来今谓之宙，四方上下谓之宇。"古人早就发现，地球特有的时间周期与地球在太阳系的特定位置相关，如昼夜、二十四节气、四季、年等。昼夜是地球自转的周期，年是地球绕太阳公转的周期，节气和四季的变化是由地轴与公转轨道的夹角造成的。这些时间节律的背后，是地球所受太阳能量辐射的周期性改变，人的生命节律也是由地球的这种特性决定的。因此，天地四时之气的运动变化有着相一致的特性，人体生理功能节律也随天地四时之气运动变化而改变。由此，《黄帝内经》依据天地同律的原则创建了独特的"五运六气"历。这种历法特别注意气候变化、人体生理现象与时间周期的关系，是《黄帝内经》学术中时空合一理念的集中表达，从非常广泛的时空角度反映了人与天地之间存在着随应而动和制天而用的统一。就一年四时而言，"春生、夏长、秋收、冬藏，是气之常也，人亦应之"（《素问·诊要经终论》）。随着月份的推移，人气在不同部位发挥作用。就一日而言，"阳气者，一日而主外，平旦人气生，日中而阳气隆，日西而阳气已虚，气门乃闭"（《素问·生气通天论》）。随着自然界阳气的消长变化，人体的阳气发生相应的改变。中医学的风、寒、暑、湿、燥、火六气，是指自然界的六种不同的气候变化，若这六种气候变化太过或不及，就有可能导致人体发病。

《伤寒论》中有六经病欲解时的内容。太阳病欲解时，从巳至未上；阳明病欲解时，从申至戌上；少阳病欲解时，从寅至辰上；太阴病欲解时，从亥至丑上；少阴病欲解时，从子至寅上；厥阴病欲解时，从丑至卯上。子午流注也是按时间取穴的。

空间观念在中医学上也有广泛的运用，例如三焦辨证讲的就是上中下三部的生理病理，升降学说也是讲人体气机的位置变化。浮沉则是人体表里的生理病理变化。郭志辰著有《空间医学》，黄元御和李东垣是调理脾胃升降的代表医家，而《伤寒论》和温病学都是调理浮沉（表里）的代表。从病因上看是调寒温，从病位上看是调浮沉。

三、七星的天文学知识及其在中医运气中的运用

北斗七星正位于地球运转轴北端所指的天体上空，由天枢、天璇、天玑、天权、玉衡、开阳、瑶光七星组成。地球的运转轴和极是不动的，所以北斗星在不同季节和夜晚的不同时间，总是出现于北部天空不同的地方，围绕北极星转动，并为众星所拱。把北斗七星斗前两星连接，

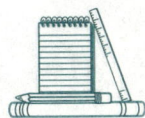

并朝斗口方向延长五倍距离即可找到北极星。初学者可以从北斗星依次找到其他星座。认星歌说："认星先从北斗来，由北往西再展开。"

仰观北斗可以辨别方向、定季节、知时刻。在古人看来，北斗就是展示在天空的历书和钟表。面朝北极星时，前面是北，后面是南，右面是东，左面是西。《鹖冠子·环流》说："斗柄东指，天下皆春；斗柄南指，天下皆夏；斗柄西指，天下皆秋；斗柄北指，天下皆冬。"古代没有发明计时仪表（刻漏和钟表）时，不仅可以根据斗柄的方向确定季节和月份，还可以用它来计算时间。《宋史·乐志》中有"斗转参横将旦"的说法。春分或秋分之日，初昏到天亮刚好是12小时，根据斗柄一夜在天空所指的方向变换，画出一个时间表（表9-1）。古人根据实际观察到的北斗星斗柄所指示的方向确定时令、月份、节气、时辰，即斗纲月建，这对于了解阴阳二气的消长、寒热二气更选具有重要意义，进而将其运用于运气学说中。

表9-1　斗柄指向示意表

月建	子	丑	寅	卯	辰	巳	午	未	申	酉	戌	亥
农历	十二	十一	正月	二	叁	肆	五	六	七	八	九	十
节气	冬至	大寒	雨水	春分	谷雨	小满	夏至	大暑	处暑	秋分	霜降	小雪
斗柄	下	下	下右	右	右上	右上	上	上左	上左	左	左下	左下
时	6	5	4	3	2	1	12	11	10	9	8	7

第五节　九宫与八卦

九宫是源于洛书的一种图形数字方位系统，东、西、南、北加上西南、东南、东北、西北及中部共九种方位，且配上相应的数字。九宫可运用于天文、算术、占术、书法。

八卦是指乾、坤、离、坎、兑、震、艮、巽。八卦从象的意义上指自然界的八种基本元素，从数的角度是阴阳依次再分，是象与数的统一。四象的太阳分解为太阳之阳——"乾"、太阳之阴——"兑"，少阴分解为少阴之阳——"离"、少阴之阴——"震"，少阳分解为少阳之阳——"巽"、少阳之阴——"坎"，太阴分解为太阴之阳——"艮"、太阴之阴——"坤"。先天八卦阐明的是天地变化的规律，后天八卦反映的是自然界和人类社会的具体状况。八卦配太极组成的系统在各个方面都有运用，例如建筑、兵法、医学等。

一、何谓九宫八卦

九宫是源于洛书的一种图形数字方位系统，即东、西、南、北、西南、东南、东北、西北及中部共九种方位，且配上相应的数字（图9-1）。北周甄鸾注曰："九宫者，即二四为肩，六八为足，左三右七，戴九履一，五居中央。"九宫属于中国传统文化范畴（图9-2）。

八卦是中国道家文化的深奥概念，是一套用三组阴阳组成的形而上的哲学符号，具体是乾、震、坎、艮、坤、巽、离、兑，代表自然界的八种基本元素与状态，与时间方位相配，进而演化为八个系统。八卦有先天八卦、后天八卦之分，是图形、义理、与数字的统一。（—）代表阳爻，（--）代表阴爻。八卦与太极相配，是《易经》的重要组成部分。九宫八卦还可以整合在一起，形成九宫八卦图。

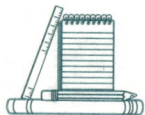

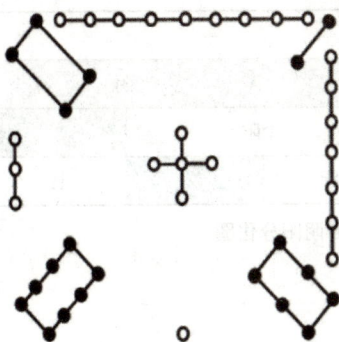

图 9-1　洛书

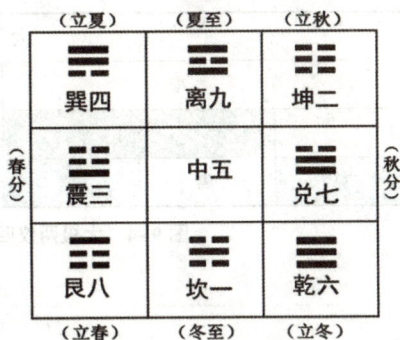

图 9-2　洛书九宫图

二、九宫的运用

古代中国天文学家将天宫以井字划分乾宫、坎宫、艮宫、震宫、中宫、巽宫、离宫、坤宫、兑宫九个等份，在晚间从观察天空中七曜与星宿的移动，可知晓方向及季节等资讯。另外九宫被还运用于算术，九宫图横、竖、对角线之和皆为十五。九宫占术在汉代初期就有应用。1977 年，安徽阜阳双古堆西汉汝阴侯墓出土的"太一九宫占盘"，是汉文帝时的器物。当时的新闻简报说："太乙九宫占盘的正面是按八卦和五行属性（水、火、木、金、土）排列的，九宫名称和各宫的节气的日数与《灵枢·九宫八风》首图完全一致。"九宫与八卦相配，又与《易经》联系。九宫还能与地支相配。此外，九宫还可被运用于书法中，如欧阳询创制的九宫格。

三、八卦的运用

（一）八卦的象意义

乾卦为全阳之卦，代表天，意指刚健。坤卦为全阴之卦，代表地，意指接纳、包容。震卦象为雷，震万物而萌发。巽卦象为风，指无孔不入，运载各种能量。坎卦，象为水，水存低洼之处，意指险陷。离卦，象为火，日照万物，意指明亮，美丽。艮卦，象为山，意指静止，事物发展到定点，必须谨慎。兑卦，象为泽，外虚内实，有喜悦之感。此外，八卦还有诸多其他的代表和象征意义，《易传·说卦传》曰："乾为天，为圆……兑为泽，为少女，为巫，为口舌。"

（二）八卦的数意义

先天八卦中，乾为一、兑为二、离为三、震为四、巽为五、坎为六、艮为七、坤为八。后天八卦中，坎为一、坤为二、震为三、巽为四、中为五、乾为六、兑为七、艮为八、离为九（图 9-3）。

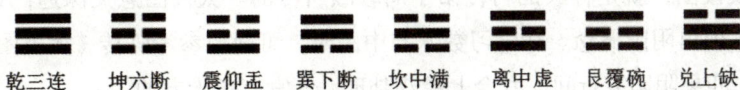

乾三连　坤六断　震仰盂　巽下断　坎中满　离中虚　艮覆碗　兑上缺

图 9-3　八卦卦象图

（三）阴阳变化

八卦是自然界从无到有、阴阳依次递分的产物。《易传·系辞上》说："易有太极，是生两仪，两仪生四象，四象生八卦。"体现了自然界中阴阳的无限可分性之理，亦即老子《道德经》"道生一，一生二，二生三，三生万物"之意（图 9-4）。

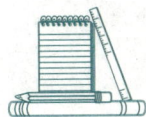

太　极							
阳				阴			
老阳		少阴		少阳		老阴	
乾	兑	离	震	巽	坎	艮	坤

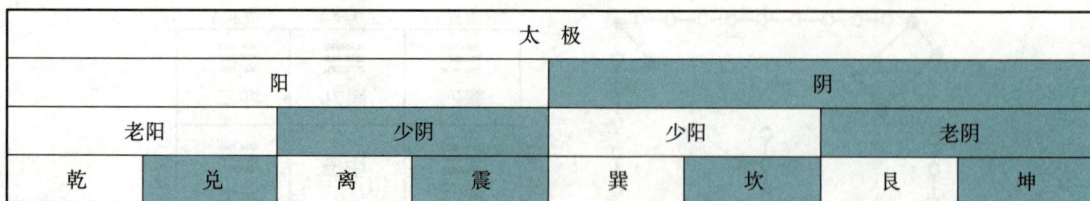

图 9-4　太极两仪四象八卦阴阳分化图

知识链接

阴阳的无限可分性

阴阳之中又可以依次再分阴阳，《黄帝内经》说："阴阳者，数之可十，推之可百，数之可千，推之可万，万之大不可胜数，然其要一也。"图 9-4 就体现了这一规律，即数学上的二进制，亦是数学中等分、无穷小的概念。德国数学家莱布尼茨就是受《易经》启发，发现了数学中的二进制。

（四）说明天地万物变化之理

先天八卦是伏羲所创，揭示了宏观世界的规律，反映了宇宙、地球诞生初期的万物状态。先天之气是万物生发之源，先天八卦包含的是天地生成之理、宇宙形成的大现象，阐明的是天地变化的规律，以及使人适应这种规律的学说。《易传·说卦传》说："天地定位，山泽通气，雷风相薄，水火不相射，八卦相错。"乾坤、离坎、风雷、山泽四组在空间方向上相对应，其阴阳属性正好相反。从乾到坤形成"天 – 地"经线，从坎到离形成"水 – 火"纬线。乾卦纯阳，坤卦纯阴，一南一北，一上一下，相互对峙；离为日居东，坎为月居西，水火不容，故一东一西；艮为山居西北，兑为泽居东南，山与泽两种地貌相对立；巽为风居西南，震为雷居东北，两种气象相薄而对应。

后天八卦是周文王所创，改变了先天八卦的方向，反映的是自然界和人类社会的具体状况，其表明的是万物在宇宙环境中的运动变化，描述的是日、月、地三者之间的联系规律，是以人、地为中心来观察描述宇宙的。后天八卦是从四时推移、万物生长化收藏得出的规律。从《易传·说卦传》中可以看出，万物春生、夏长、秋收、冬藏，每周天三百六十日，八卦各主四十五日，其转换点在四正四隅的八节上，每卦三爻，共二十四爻，即一年二十四个节气。

八卦配太极组成的系统，在中国的各个方面都有运用，如建筑上的新疆八卦城，兵法上的诸葛八阵图，以及中医学中的易医学。

据史书记载，宋朝道士陈抟曾将《后天太极图》《八卦图》《河图》以及《洛书》传给其学生种放，现在的太极图，就是种放的再传弟子周敦颐所传的。太极图意义深远，其内涵包含了古代智慧哲学，体现出阴阳概念。在学习数术与中医时，可简要参考陈抟《太极图》所说的："一元两仪三才天，四象阴阳五行间，六合七星八卦现，九宫有中十方仙。"

知识链接

杨力与《周易与中医学》

杨力，女，1946 年出生于云南昆明，中国中医科学院研究生院教授，著名中医学家与易经专家，北京周易研究会会长。其所著的《周易与中医学》一书，详尽阐述了

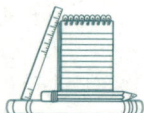

易学与中医学的关系，具体包括《周易》与《黄帝内经》理论体系的血缘关系、《周易》象数与中医学的关系等，是一部系统论述《周易》与中医学关系的较高水平的专著。

复习思考题

1. 简述数术的基本概念。
2. 天人合一、道法自然的哲学观对中医产生了哪些重要影响？
3. 阴阳、五行是如何归统归结于一气周流的？
4. 简述八卦各自代表的意义，以及先天八卦与后天八卦的区别。

扫一扫，查阅
复习思考题
答案

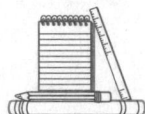

第十章　文艺与中医药

【学习目标】
1. 熟悉中国历代文学的特点，并了解文学对中医药的影响。
2. 熟悉中国古代书法的种类及特点，并了解书法对中医药的影响。
3. 熟悉中国古代音乐、园林的特点，并了解音乐、园林与中医药的相通之处。

第一节　中国古代文学与中医药

钱穆先生说过："一民族文字、文学之成绩，每与其民族之文化造诣，如影随形，不啻一体之两面。故觇国问俗，必先考文识字，非切实了解其文字与文学，即不能深透其民族之内心而把握其文化之真源。欲论中国民族传统文化之独特与优美，莫如以中国民族之文字与文学为之证。"文学就像一面镜子，折射出文明的光辉，我们今天若想把握中华文明之要旨，非常有必要对古今文学有一大体了解。

一、历代文学概说

（一）先秦文学

先秦两汉时期文字复杂，书写工具难得，决定了彼时文学作品的简洁特点。在中国文学史上，诗歌是最古老且常变常新的文学形式，中国诗学的两大源头为《诗经》与《楚辞》。

《诗经》的时间跨度从西周之初到春秋中叶，约5个世纪，共收录作品305篇，故又称"诗三百"，至汉代始被尊称为经。《诗经》有六义，指的是风、雅、颂、赋、比、兴，其内容取材非常广泛，既有人们对宇宙人生、文化宗教的思考，也有对伦理道德、七情六欲的总结，描写对象从天子贵族到农奴贱隶无所不包，内容题材从农牧渔猎、婚恋风俗到建筑娱乐、徭役战争无所不及。《诗经》在艺术上的高深造诣使其受到历代文人的高度重视，春秋时期即被孔门视为教科书，乐工视之为唱本，诸侯视之为外交辞令手册，可见其流传之广泛、影响之巨大。

楚辞之名，始于西汉初期，后由刘向编辑成集。原收战国楚人屈原、宋玉及汉代淮南小山、东方朔、王褒、刘向等人辞赋共16篇，后增东汉王逸之《九思》，共成17篇。"不有屈原，岂见离骚！"（刘勰《文心雕龙·辨骚》）如果说《诗经》是中国北方诗歌艺术的巅峰之作，属于集体创作的产物，那《楚辞》就是南方长江流域诗歌的最杰出代表，而屈原则堪称我国文学史上第一个伟大诗人，也标志着古代诗歌进入了个体创作时期。

（二）两汉文学

两汉散文以历史散文与政论散文为主。汉代政论散文多有气势宏大、朴素敦实的特点，以西汉贾谊与晁错为典型代表，代表作有《过秦论》《陈政事疏》《论贵粟疏》《守边劝农疏》《言兵

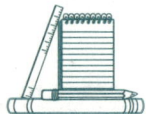

事疏》等；东汉政论散的代表人物有王充、王符等，代表作有《论衡》《潜夫论》等。

历史散文之最高成就者当属被后世称为"史家之绝唱，无韵之离骚"的《史记》。司马迁集先秦史学研究之大成，建立了以纪传为主，兼具书、表形式的史学体例。本纪、世家、列传、书、表合称史记五体，该书以重要人物和重要事件为两条主线，将大量的史料进行了总体的会通，构建起一个富于整体观的历史体系，成为我国第一部纪传体通史。东汉班固所著《汉书》是继《史记》之后的又一部历史散文巨著。

汉代赋体兴起，以赋名篇，始自战国，《荀子·赋篇》中咏"礼、知、云、蚕、箴"等，成为咏物赋之滥觞。赋是一种着意铺陈事物、"不歌而诵"的文体，它像诗一样全篇押韵，但其句式类似散文，故它其实是一种用韵的散文。司马相如于散体赋成就最高，作品颇多，影响最大，代表作有《子虚赋》《上林赋》《大人赋》等；汉代还有东方朔、扬雄、班固、张衡等以赋为擅长的文学家，作品中多体现出"铺采摛文，体物写志"（刘勰《文心雕龙·诠赋》）的特点。

（三）魏晋南北朝文学

魏晋南北朝时期之社会大动荡，促成了文学艺术和文化思想的活跃与创造。魏晋文学始于东汉建安年间，此时期的大变革促使文人对社会动乱、民生凋敝、兴衰荣辱进行思考，也对东汉末年固化的文风进行了突破，以三曹（曹操、曹丕、曹植）及"建安七子"为代表，开启了"清峻、通脱、骋词、华靡"（刘师培《中国中古文学史》）的建安文风，其进取务实的姿态成为反对淫靡柔弱文风的一面旗帜，代表作有曹操的《短歌行》《碣石篇》等。

建安之后，玄学兴起，老庄哲学的价值观念、思想作风、人生态度、审美情怀在"正始名士"与"竹林七贤"的文学作品中得到全面体现，阮籍和嵇康是其杰出代表。西晋末年，玄言诗出现，于东晋占据诗坛百年，此种文风流连直至晋末，为陶渊明田园诗派和谢灵运山水诗派的出现进行了必要的准备。

南北朝的文学是典型的士族文学。这个时期，南朝齐梁文学朝着精雕细琢的方向不断深入，出现了别号为"宫体"的轻艳诗。"北朝文人，舍文尚质"，与南朝文学相比，北朝文学的文风显得恢宏大气，厚重内敛得多，其艺术技巧虽略逊，但更简单实用，如郦道元的《水经注》、杨炫之的《洛阳伽蓝记》、颜之推的《颜氏家训》等。南北朝时期的文学理论得到全面发展，代表人物及作品有钟嵘的《诗品》及刘勰的《文心雕龙》。

（四）唐宋文学

唐代经济发达、国力强盛、文化繁荣，造就了昌盛的唐代文学，以唐诗最为杰出者。诗学在唐代达到巅峰，表现在数量、语言、格律、体裁、思想、人才、流派等各个方面。唐诗展示了唐代的政治、经济、文化、思想、民俗的方方面面，在中国文学艺术史上写下了浓墨重彩的一笔，唐代也成为中国诗学艺术的黄金时代。

六朝时期的浮华文风，以骈体文的形式延续到唐代，早在初唐时期，便为王勃、陈子昂等所批判，因为其过于严格的文体格式，不能适应复杂的实际应用。中唐时期韩愈、柳宗元等人力主文以载道、文以明道，倡议用质朴自由代替绮丽拘谨，实际上是反对"为艺术而艺术，为文学而文学"的脱离现实的创作。这种文坛风气一直延续到北宋，开创了散文的新天地，唐代韩愈、柳宗元与北宋欧阳修、曾巩、王安石、苏洵、苏轼、苏辙被后世合称为"唐宋八大家"。

与唐诗齐名的是宋词。词起源于唐代，原是配合隋唐燕乐而作的歌辞，后逐渐脱离音乐，成为一种以长短句为主的诗体，以格律诗的形式存在，因早期依附于诗，故被称为诗余。词有严格的格律平仄限定，不同的文字、音韵结构的定式被称为词牌，作词必须严格遵守不同词牌的规则，故称"填词"。词经过五代时期的发展，在两宋进入全盛时期，大体可分为婉约与豪放

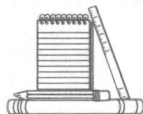

两类。北宋晏殊、欧阳修、秦观、周邦彦及南宋的李清照、姜夔，为婉约派的代表；北宋苏轼及南宋辛弃疾，是豪放派的杰出代表。

（五）明清文学

明清时代，印刷术的发达与民间书局的繁荣，促成了文化在民间的普及，也造就了两代白话小说的巨大成功。

中国古典小说流派分为文言小说和白话小说两支，文言小说至宋代后减色，至明代则更加衰落，而白话小说却日臻成熟和繁荣，至于极盛。明代小说的代表作是《三国演义》《水浒传》《西游记》和《金瓶梅》，被称为明代"四大奇书"。《金瓶梅》成书在明代中晚期，是我国第一部以家庭生活为题材的长篇小说，对清代文学巨著《红楼梦》的成书影响颇深。小说的广泛流行是文化普及的重要方式，如《三国演义》这类历史演义小说就是很多普通民众了解历史的途径。

小说在明代获得巨大成就之后，至清代进一步繁荣，且日臻兴盛。清代小说的巅峰之作为《聊斋志异》。长篇小说以《红楼梦》的艺术价值最高，该书巧妙地将诗歌、散文、绘画、音乐、建筑、雕塑等艺术表现手段融为一体，创造出诗化的人物性格、意境与风格，是世界公认的文学名著。《儒林外史》是古代讽刺小说的典范，反映了古代科举制度下士林的不同心态。其他清代小说的杰出代表有侠义小说《三侠五义》、谴责小说《官场现形记》、志怪小说《阅微草堂笔记》、家庭小说《浮生六记》、才学小说《镜花缘》等。

二、中国文学与中医药

在中医学界，"文墨不通，难作医工""秀才学医，笼中捉鸡"两句俗语颇能揭示文学与中医的关系。纵观整个中医史，历代中医大家都有很好的文学修养。

首先，"文以载道"。从道的层面，中国文学与医学的根本目的是统一的，对象均在于人，文学偏重于对人心灵的教育与洗涤，医学着眼于对人机体的调整和纠偏；医学属于自然科学和社会科学范畴的交叉学科，人同时具有自然属性和社会属性，人在具有生理活动之外，又有思想感情、心理活动，社会的影响最终会落实在每个人的心理活动，其对疾病的发生发展，影响不亚于生物因素和自然环境。古代文学作品中有大量对社会环境及心理状态的描写，对于社会及心理变化对人健康与疾病的影响，也多有笔触，如吴敬梓《儒林外史》中描述范进中举后欣喜若狂而发"痰迷心窍"证，说明古代文人明医理者甚多。

其次，"言之无文，行之不远"。中医学的古籍之所以能够千古流传，是因为绝大多数中医古籍，都有很好的文学价值，医家们都有很好的文字功底，方能使其理论建树及临床经验保留至今。如中医学的奠基之作《黄帝内经》，其本身就蕴含了深厚的文学价值，清代医家周学海评价曰："《素问》《灵枢》，医之祖也，即文之祖也。其义理法度传于邃古，非秦汉诸子之所能臆度也；其精神格力比于六经，非秦汉诸子之所能攀拟也。"再如中国文学的诗词歌赋体裁，在中医学著作中得到了广泛的应用，中医四小经典《医学三字经》《濒湖脉学》《汤头歌诀》《药性赋》便分别采用了三言、四言、七言诗歌体和赋体，读起来朗朗上口，非常便于咏诵学习。

再次，中国医学与历史、文学、艺术等渊源深厚，中医药以人文和社会科学知识表现于自然科学领域，人文科学是方向，自然科学助力量。中医药的知识及与中医药相关的内容，不仅存在于上万种中医药古籍中，而且广泛存在于经、史、子、集各部类古籍中。如先秦时期的《山海经》《诗经》《楚辞》等，分别记载了丰富的药物学知识，《诗经》载有100多种可入药的动、植物和矿物，反映了劳动人民发现并积累保健食物与药物的过程，屈原的《离骚》收载了大量草药，宋人吴仁杰所撰的《离骚草木疏》对其中所述的中草药进行了专门研究。《尚书》《礼

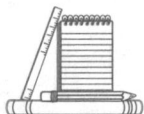

记》《春秋左传》《战国策》《管子》《老子》《庄子》《论语》等诸子著作也记载了很多中医理论、养生方法和名医轶事等。明清小说中关于中医的描述更多，《红楼梦》中涉及的病证已涵盖了内外妇儿等临床各科，足见曹雪芹深厚的中医功底。

另外，文学修养是素质培养的重要一环。一个能对文章的篇章布局、意义贯穿、文字锤炼、修辞使用等进行较好处理的中医，往往能够具备对大局和细节的把握处理能力。历代不少名医在文学上有很高造诣，如《针灸甲乙经》的作者皇甫谧，同时还著有《高士传》《列女传》《帝王世纪》等，对文学也有很大影响，左思所著"洛阳纸贵"的《三都赋》也是因皇甫谧作序而驰名；宋代的地方医学教育，教师以精通医术与优于文章者为条件。现当代也有不少医家文采斐然，如陈存仁著有《阅世品人录》、任应秋撰写《任应秋医文集》、裘沛然著有《剑风楼诗文钞》等，这些医家融医入文，以文显医，颇见儒医本色。

第二节　书法与中医药

在中国的诸多传统艺术门类中，书法无疑是最具有民族特色，独立于世界艺术之林的。书法艺术源于汉字的使用书写，是以汉字为表现对象，以毛笔为主要书写工具，表现篇章布局、汉字形态和笔墨运动的美，同时传达了书写者的气质、修养与情绪等。唐代实行科举考试，对士子有"四才三铨"的要求，其中一条，即书务"楷法遒美"，科举制度是为国选才的重要手段，考察手段较为全面，选取的四才，也是最有代表性的，足见书法在一个人综合素质中的重要性。

一、书法与中国精神

中国书法单纯而精深。单纯到只需黑白两色，精深到精美绝伦的艺术表现力，展示出无以言表的内心世界和精神追求，正是对《易传·系辞上》中"一阴一阳之谓道，继之者善也，成之者性也"这一经典原理最好的解释。书法的点线变化、结体取势、章法布局以及笔情墨趣等，蕴含着中华传统文化思想的精髓，是中华文化思想的物化形态，所以有人认为："不懂中国书法就不可能理解中华民族的民族性。"

书法是中华文化的镜子。纵观整个书法的发展史，从最早的甲骨文到后来的金文、隶书、魏碑，再到其后的楷书、行书与草书等，每个时代都有其代表的书体，也造就了众多书法大家及流派。我们从书法的发生发展及变化中，不仅能够体会出不同书家鲜明的个性特点，而且也可感知不同历史时期及地域条件下的文化背景，如汉隶的古朴庄重与东晋行书的自然洒脱，正是两个时代精神特点的缩影。

书法对培养人基本的审美观念有重要作用。"道者，不可须臾离也，可离非道也"，中国人对美的追求从不刻意，总是能体现在日常的生活中，这是中国文化的平实之处。在日常书写汉字的过程中，如何使线条与造型更完美，体现了中国人对美的追求。林语堂先生在其名著《吾国与吾民》中说："中国书法的地位，很占重要，它是训练抽象的气韵与轮廓的基本艺术……中国人的线条美与轮廓美的基本意识，是从书法而来，故谈论中国艺术而不懂书法及其艺术的灵感是不可能的。"

书法反映了中国人的精神追求。练习书法是一个漫长的过程，从循规蹈矩，亦步亦趋，到循序渐进，博采兼收，直至最终形成自己的风格，需要极大的耐心和毅力，是敛精神、磨性情

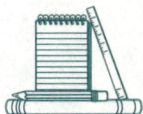

的过程，恰似苏轼所言，"非人磨墨墨磨人"。此外，历史上杰出的书法家，并不局限于单纯练字的技术层面，而是以深厚的学养作为源头活水，才能得到艺术之魂，正是"退笔如山未足珍，读书万卷始通神"。再者，书法反映了人的人格品性和胸怀境界，书法历来强调"学书立品"之重要。《临池心解》说："书学不过一技耳，然立品是第一关头。品高者，一点一画，自有清刚雅正之气；品下者，虽激昂顿挫，俨然可观，而纵横刚暴，未免流露楮外。"除以上所述外，审大局、讲中道、重变通、应万物、喜平和、主谦恭等传统中国文人的精神诉求，在书法学习中都可得到体现。

二、书法的种类

中国的书法艺术有 3000 多年的历史。汉字的发展经历了象形文字、篆书、隶书、楷书几个阶段，在此基础上则产生了大篆、小篆、隶书、楷书、行书、草书等多种书体，构成了完整的书法体系。系统了解书法的种类及其演变，对于掌握书法艺术的内在规律，并逐渐培养个人对书法的兴趣与修养，是非常重要的。

（一）甲骨文

甲骨文是镌刻在龟甲或兽骨上的文字，源于殷商时期，是最早的书法艺术作品，由于材料本身的硬度很大，甲骨文雕刻的刀法基本上是直线多而曲线少，风格瘦劲。甲骨文存世不多，现代有刘鹗 1903 年编著的《铁云藏龟》，当代有中国社会科学院历史研究所编纂的《甲骨文合集》。

（二）金文

金文又称"钟鼎文"，盛于殷商至晚周，铸于青铜鼎上，其字圆润浑朴，挺劲峭拔，风韵自然，甚为可爱。金文较甲骨文字形更趋规范和符号化，结体更匀称，章法更多样。金文的内容多是对当时祀典、赐命、诏书、征战、围猎、盟约等活动或事件的记录，反映了当时的社会生活。现存金文作品中，著名的有《毛公鼎》《大盂鼎》《散氏盘》等，当代中华书局出版的《金文编》是研究金文的专著。

（三）小篆

小篆起于秦朝。"车同轨，书同文"，秦代的通行统一文字即指小篆，为秦相李斯总结六国文字所创，李斯是中国书法史上的第一位书法家。小篆大多刻在铁板、铁器和石碑、石碣上，如秦代的度量衡器、符印、货币、兵器及诏版上的铭文。最能代表秦篆风格的是秦刻石，据《史记》记载，秦刻石有泰山、琅琊石、之罘、碣石、会稽、峄山六处七次，相传多为李斯所书。小篆左右对称，上松下紧，挺拔秀丽，西汉末年被隶书替代。

（四）隶书

隶书始于西汉，字形方整，厚重敦实，质朴至极。隶书又名"佐书""八分"等，其中笔势收束者为隶，笔势舒展、左波右磔者为八分。隶书分古隶（又称秦隶）与今隶（也称汉隶），汉隶在书法史上占有重要地位。隶书中的精品有《礼器碑》《乙瑛碑》《史晨碑》《曹全碑》《石门颂》等，这些是历代公认的学习隶书的范本。

（五）魏碑

北魏碑刻当隶书向楷书递变之时，其特点为端庄方正，刚健朴实，开创一代书风，备受后人推崇。康有为在《广艺舟双楫》中说："北魏碑无不佳者，虽穷乡儿女造像，而骨肉峻宕，拙厚中皆有异态，构字亦紧密非常，岂与晋世皆当书之会耶？何其工也！"二王（王羲之和王献之父子）为当时南方书法高峰，北碑则是北方书法的杰出代表，魏碑多以造像记、碑碣、摩崖

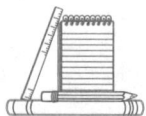

石刻和墓志铭形式存在，其中著名的如《郑文公碑》《张猛龙碑》《高贞碑》《元怀墓志》及《张玄墓志》等，开隋唐楷书法则之先河。

（六）楷书

唐代是中国古代社会的全盛时期，各方面包括文学艺术，均呈现出一派繁荣之象，在唐诗之外，唐代艺术最具代表性的就是书法，其中楷书又是这一时期书法的代表性书体，被后世称为"唐楷"。这一时期楷书成就之高，大家之众，佳作之丰，流派之多，影响之深，流传之久，在中国古代书法史上是空前的，如欧阳询的《九成宫醴泉铭》，褚遂良的《大唐三藏圣教序》，颜真卿的《多宝塔碑》，柳公权的《玄秘塔碑》等，皆为后世楷书学习的典范。

（七）行书

行书是介于楷书与草书之间的书体，一般认为源于汉末，具有简便、通俗、流动和写意的特点，为历代书家所推崇，可分为"行楷"与"行草"两种。行书之线条体势取法于楷而不拘泥，简易灵活得意在草却非放纵，可临时制宜而随机应变，纵意驰骋而神采飞扬。行书历代珍品颇多，如被誉为"天下第一行书"的东晋王羲之的《兰亭序》，唐代颜真卿的《祭侄文稿》，北宋苏轼的《黄州寒食诗帖》，米芾的《蜀素帖》，元代赵孟頫的《定武兰亭十三跋》，明代王铎的《行书诗册》，清代何绍基的《题阳明先生遗像诗稿》等。

（八）草书

楷生行，行生草。宋代《南轩集》中说："草书不必近代有之，必自笔札以来便有之，但写得不谨，便成草书。"优秀的草书作品，必不是不谨而成。抒情强烈、用笔多变、意向丰富与行气贯通，是草书的艺术特点，给人飞动活跃、奋发向上的感觉。汉代及以前的草书多为章草，代表作如汉代史游的《急就章》，字字区别，不相连接。东汉末张芝开创今草，最重气息相贯，血脉相连，王羲之的《十七帖》和孙过庭的《书谱》，皆为代表之作。

三、书法与中医药

"书为心画"，"医者意也"，中医药与书法有着共同的哲学、文化和社会基础，存在着息息相通、千丝万缕的内在联系，密不可分。

（一）汉字书法是中医知识发展传播的基础

从某种意义上说，没有文字书法的产生与发展，就没有中医药的深远传播与发展，亦没有令后世人民缅怀的名医。故汉字书法是中医知识发展传播的基础，其作用与价值是不能以其他方式替代或以金钱来估量的。

河南汤阴殷商遗址发掘的甲骨文中，与疾病有关的有 323 片，记有疾首、疾目、疾齿、疾育等 20 余种病名。甲骨文传播至今的医药知识，是后人研究殷商时期疾病、卫生保健的重要资料。洛阳龙门石窟"药方洞"内刻有治疗 40 余种疾病的民间验方，150 余种药物，还书刻了最早的"葱管导尿术"，是我国现存最早的石刻药方，反映了唐以前人们用药的情况。摩崖书法石刻也是传播医药知识的方法，位于广西桂林南溪山的刘仙岩摩崖书法石刻上，其以粗健的楷书，书刻了宋代宣和年间，当地防治岚瘴之气所致病的药方"养气汤方"的来源、组方、煮服法与治疗效果。北宋医官王惟一为铸造针灸铜人模型，首先辑写了《新铸铜人腧穴针灸图经》，内容含十二经脉，657 个穴位，并将它用清秀的楷书书写刻于石碑上，以供后人抄录传用。

书法进入简、牍、帛书传播的时代后，中国现存的几部古代经典著作《诗经》《书经》《易经》《礼记》等都是用篆书或隶书写在简策上，书中零散地记载了一些人生修养、保健、药物方面的知识。如《周礼》中有"五药养其病"，《诗经》记载与药有关的植物 50 余种。湖北江陵张家山

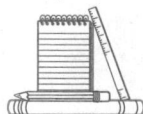

西汉墓中发现的大批竹简中有医药著作《脉书》和《引书》,《脉书》写有经脉、主治、病名等;《引书》阐述了一年四季养生之道、导引术的名称、动作要领与功用,疾病的病因与防治。最早奠定中国医药学理论体系的经典著作《黄帝内经》《神农本草经》《伤寒杂病论》等,原来亦是用篆、隶字体写在简牍上的。湖南长沙马王堆西汉墓中出土的帛书有十多种,均用墨笔以篆体或隶体书写,内容极为丰富,后世研究当时的经络、针灸、脉学、方药、饮食、导引、养生、孕胎产育留下了宝贵的资料。

至汉代,书法用的纸、毛笔、石砚、墨等用具逐渐齐备于世,对医药知识的发展与传播提供了更加便捷的条件。尤其是纸的广泛应用促使书法、书籍及医药知识的传播进入了一个高速发展的阶段。至宋代,雕版印刷盛行,墨海书林之中,大部头医药著作相继涌现,医药学家层出不穷。

(二)书法与医家的密切关系

医药知识的收集整理、编辑书写与刻印传播离不开文字书法,临床工作中医生处方遣药更离不开文字书法。自古以来,书法与医药工作者就有着密切的关系。史料记载,过去的名医都能文能书。如汉·张仲景,三国·华佗,晋·王叔和、葛洪,唐·苏恭、孙思邈、王焘,宋·王惟一、唐慎微,金·刘完素、李杲、张从正,元·朱丹溪,明·李时珍,清·傅青主、方以智、陆九芝、何鸿舫,近代·唐宗海等不仅是文人墨客,更是有名的医药学家。明末清初医家方以智的行书相当秀丽而具气质,清代名医傅青主一生博涉经史百家,工于诗文书画,他以流畅的行草书写了"三垣兄方":"牛膝一两,甘草梢子三钱,黄柏(蜜水炒)三钱,灯心一大撮,水二碗,泡透煎一碗,空心极热饮"。此段不仅书写了方中药物、剂量、炮制、煎煮方法,而且给后世留下了一幅优美的书法作品。现代医家中,丁甘仁、萧龙友、程门雪、王伯岳等都是有名的文人墨客与医药大家。他们善于书法,且其书法作品多表现出"不为良相,当为良医"的崇高理想与济世救人的高尚医德。如王伯岳主编《中医儿科学》,用楷书写的对联"开门问疾苦,闭户阅沧桑"充分体现了一个高尚的医生济世救人、精医无涯的品德。

(三)书法与养生

毛主席曾说:"写字是最好的休息,既能清滤大脑过分剧烈的思维活动,又能陶冶性情。"《黄帝内经》以"精、气、神"为人身之三宝,书法于三者而利之,盖因"精神内守,真气从之"。人们在专心书写时,大脑皮层的兴奋和抑制得到平衡,四肢肌肉得到锻炼,内脏功能得到调整,经脉气血和畅,新陈代谢旺盛,免疫功能增强,因而"历代书家寿者多"。汉代至清代,人类平均寿命为25~40岁,而著名书法家们的平均寿命约80岁。清末到新中国成立之前,当时人类平均寿命为40~62岁,而著名书法家们的平均寿命约88岁。进入近现代,著名书画家们的平均寿命已经超过90岁,有的更上了百岁高寿。

"天人合一"是中医药文化的核心价值观之一,而"天人合一"也是书法养生之宗。人的寿命与自然界息息相关。《黄帝内经》云:"人与天地相应也。""人以天地之气生,四时之法成"。如果违反了"天人相应"的规律,邪气就会伤害人体。书法养生练养可谓是"治未病"的良方。习字必静,静以养神,神而生气。书写可以让人血气通融,心神统一,最终达到强身健体、延年益寿的目的。在各种慢性病的治疗中,书法练养能起到极大的作用,甚至有些病情较重的病人辅以书法练养,亦收到了绝佳的效果。"洗笔调墨四体松,构思章法神气凝。全神贯注无他念,笔情墨趣乐无穷。"这段话形象表达了书法的养生功效和无穷乐趣。

文房用具中有很多也含有中药材。比如,纸张通过黄柏来染潢,既可以防虫蛀,又可以保护视力。墨锭中含有冰片、麝香、珍珠、阿胶,研磨时,呼吸墨的香气可开窍醒神。朱液墨中

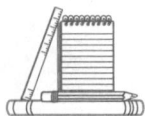

含有朱砂，有重镇安神之效。

第三节　民族音乐与中医药

《尚书·尧典》说："诗言志，歌永言。"音乐被普遍用于表达人的思想，抒发人的感情，不同种族和文化背景的人，即便语言不通，只要他们能听懂音乐中的喜怒哀乐，便可取得共鸣。在传统儒家思想中，音乐是对人心的反映，儒家常常将礼、乐并称，提倡乐教，认为音乐可以移风易俗，具有强大的社会教化功能。儒家认为："治世之音安以乐，其政和；乱世之音怨以怒，其政乖；亡国之音哀以思，其民困；声音之道，与政通矣。"音乐可以反映出国家的兴盛、动乱与灭亡，其教化作用不容忽视，主张"礼节民心，乐和民声，政以行之，刑以防之。礼乐刑政，四达而不悖，则王道备矣"，将音乐放在同国家礼法、政令同等重要的位置上。

荀子曰："夫声乐之入人也深，其化人也速。"意为音乐在移风易俗、教化百姓中有重要的作用。所以，通过一个民族的音乐去理解该民族的文化，是一条非常好的途径。

一、中国民族音乐简介

中国是世界上文明发达最早的国家之一，有着悠久的文化历史传统，对人类文明发展作出了伟大的贡献。从世界音乐发展史来看，当多瑙河与塞纳河畔还是音乐的不毛之地时，中华民族的音乐文化已有发展；在欧洲音乐处于萌芽时，中华民族的音乐艺术水平已经到了相当高的程度。音乐在中国有悠久的历史，早在商代正规的音乐教育就已初具规模，周代儒、道、墨三家的音乐美学思想已经成熟。春秋战国之后，秦汉统一中国，大一统的幅员辽阔的国家，不断吸收融合各地的民族音乐，气势浩大的北地萧鼓笳角与南方清商乐的婉转细腻并存，美轮美奂的宫廷燕乐大曲与朴真自由的民间散曲小调同在，形成了形式多样、异彩纷呈的中华音乐大舞台。明朝末年开始，尤其是鸦片战争以后，西方音乐大规模传入中国，客观上对中国音乐的发展起到了一定的刺激和推动作用，但也给中华传统音乐的传承带来一定的影响。

二、民族音乐的哲学基础

音乐是为了表达人的思想感情，《毛诗序》说："情动于中而行于言，言之不足，故嗟叹之，嗟叹之不足，故咏歌之，咏歌之不足，不知手之舞之，足之蹈之也。"诗歌、音乐、舞蹈三种艺术形式的内在精神是相通的。中国古人很早就建立了基于广阔天人视界的"气一元论"哲学体系，以气的运动解释世间万物。《吕氏春秋·大乐》最早使用了"音乐"这一复合名词："音乐之所由来远矣，生于度量，本于太一。太一出两仪，两仪出阴阳，阴阳变化，一上一下，合而成章。"认为音乐的本质是宇宙阴阳的消长变化，以表现生命之气息、阴阳之灵动、宇宙之情怀。中国哲学中，"心物一元"与"天人合一"是两个最基本的命题。由此，音乐便成为联系自然与人心的纽带。

三、中国音乐的中和特点

"乐而不淫，哀而不伤"是中国音乐的一个重要标准，音乐所表达的应是一种有节制的、社会性的情感，而非无节制的、动物性的情感，这是传统音乐最重要的一个特点。儒、释、道是中国传统文化最重要的三个来源，受儒家思想的影响，中正平和成为中国古典音乐的主旨。以

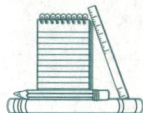

最有代表性的中国传统乐器，被誉为"圣人之器"的古琴为例，《白虎通疏证》中说："琴者，禁也。所以禁止淫邪，正人心也。"中国古代传统文人大多能弹琴，如唐代诗人李白、白居易等，皆欲以弹琴修身养性，达到人格的升华。弹琴还有抒情的作用，"琴者，情也"是在节制中有抒发，《琴论》说："和乐而作，命之曰畅，言达则兼济天下而美畅其道也。忧愁而作，命之曰操，言穷则独善其身而不失其操也。"

四、音乐与中医

（一）音乐与中医同样遵循自然的大道

乐理和医理都遵循阴阳五行之道，追求阴阳平调和谐是中医与音乐的共同目标。《史记·乐书》说："乐者，天地之和也，礼者，天地之序也。和，故百物皆化；序，故群物皆别。"音乐有两大要素，也是基本规则，即旋律和节奏。从这两大要素出发，派生出两个重要的思想——"和"与"节"。这两个思想不仅仅是音乐思想，而且影响到社会科学和自然科学领域，对中医理论、疾病防治和养生也产生了深刻的影响。音乐讲究调和五音，中医重视调和五脏，都是在"天人合一"的大原则下，在充分尊重自然规律、发挥人的主观能动性基础上，进行的以"和"和"节"为原则的美学活动，中医音乐疗法即据此而生。春秋时期秦国的名医医和就论述过音乐与人身心的关系，他认为有选择地欣赏音乐有利于身心健康。元代名医朱震亨则明确指出："乐者，亦为药也。"他主张把听音乐作为一种精神疗法。《黄帝内经》在两千年前就提出了"五音疗疾"。古人的音乐疗法根据宫、商、角、徵、羽 5 种民族调式音乐的特性与五脏五行的关系来选择曲目，进行治疗。

（二）音乐与中医都讲究心法

仍以古琴为例，中国传统音乐在演奏中讲求安心定神。心内空无杂念，胸中正气长存，而后方可调素琴，并不以声音之高亢、节奏之激烈、变换之复杂取胜，而是由内而外，心有所感，随即指下有变，自然而然地体现出"琴为心声"，绝无做作刻意之嫌。弹琴者与听琴者实质上是通过琴声实现心灵的沟通，其中最有代表性的是"伯牙子期为知己，千古知音最难觅"的故事。中医学的诊脉、针刺与弹琴有异曲同工之妙，诊断由心流出，治法亦由心而得，不容半点夹杂，这就是中医所讲的"治神"。

（三）音乐与中医统一在"天人合一"

中国音乐重视弦外之音，讲求中正平和，声音从耳入而内动于心，由心动而外见于管弦丝竹，可以通过音乐，"以己之心会物之神，以达于天地之道"，以音乐明志、修身、启智、养生，乃至通于天地，或纵情山水，或寄托思念，将人与天地有机融合为一体，是中国音乐的根本精神。中医学强调人与天地相参、与日月相应，认为只有做到"顺四时而适寒暑，和喜怒而安居处，节阴阳而调刚柔"才能够不受外邪侵袭，身体健康无病，形成了人与天和、人与人和、精神与形体相和的大和谐观，这也是天人合一理念的体现。

（四）音乐的修养有助于提高中医素养

音乐的欣赏要依赖耳的听觉，音乐的演奏离不开手的舞动，但感知与控制力总是由心而发，故无论是弹奏者抑或欣赏者，心神的敏感是必不可缺的前提。中国古代文人常以琴棋书画为娱乐，就是在训练自己的感知力和控制力，以达到启迪自我的目的。学习一些音乐知识，增强自己对音乐的领悟能力，对中医从事临床工作很有帮助，如可以在四诊中的听闻环节，更敏锐地把握患者音声中的疾病信息，甚至可以做到"闻而知之为之圣"。更重要的是，通过音乐的修养，可以更深入体会中华文化的魅力，理解中医文化的内涵，对于触类旁通、提高中医者的悟

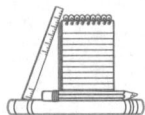

性，能起到积极的促进作用。

第四节　园林与中医药

《中国大百科全书》对园林的定义为："园林是在一定的地域，运用工程技术和艺术手段，通过改造地形（筑山、叠石、理水），种植树木花草，营造建筑和布置园路等途径，创作而成的优美自然环境和游憩境域。"园林是一门综合艺术，涉及学科非常广泛。中国园林产生在中国本土，深受中国传统文化思想的影响，在世界园林行列中独树一帜，别具一格，与世界其他园林有着非常显著的不同，中国也是世界三大园林系统（西亚园林、欧洲园林、东方园林）的发源地之一。

一、中国园林的特点

（一）身安结庐，胸怀天下

在中国人的意识中，时空是无限的，是可以尽情想象的，但生活却是具体的，必须踏实面对。然而，在国与家、大与小、达与困、富与贫、贵与贱之间，并不存在本质的区别，"无恒产而有恒心"的君子情怀影响了广大的中国古代士人。所以，即便是在很小的庭院中，有情趣的中国人依然可以精心布置，认真生活，垒石为山，掘地为渊，虽山小至一拳，水少至一勺，却可以映射出四方宇宙，给人一种纵情山水的感觉，体现出"斯是陋室，惟吾德馨""穷且益坚，不坠青云之志"的高尚情怀，借助人工造就的风水格局，为自己的心灵寻找一片安宁，最终皈依于天地宇宙之中，而较少受到环境的限制。

（二）取法天地，崇尚自然

《庄子·知北游》中说："天地有大美而不言，四时有明法而不议，万物有成理而不说。"人为天地之子，要"道法自然"、欣赏自然、效仿自然、敬畏自然，而非过多地雕琢自然，使人成为世界的尺度。中国园林是自然山水的艺术再现，多为依山傍水，借自然之势稍加修饰而成；而非如西方艺术视"艺术的真正对象是人体"为法则，将比例与数视为规定，设计园林为对称，修剪园中植物成球、卵圆、锥形等几何形状，这在中国园林中是少见的。

（三）小中见大，平而不凡

在中国传统哲学思想中，人与天之间有着密切的联系，二者之间会互相影响，所以有限与无限之间并不存在本质的差别。反映在园林设计上，中式园林善于在无限与有限之间取得平衡，善于使用借景、分景、隔景等方法，扩大、布置、组织、创造空间，既大大拓宽有限空间的外延，又使空间内错落有致，主题分明。因此，中国园林的内部，总是能表现出"大中见小，小中见大，虚中有实，实中有虚，或藏或露，或浅或深，不仅在周回曲折四字，又不在地广石多，徒烦工费"（《浮生六记》）的写意特点。

二、园林与中医药

（一）两者都尊崇道法自然的原则

中国园林设计与中医共同遵循"道法自然"的原则，如园林中表达的主体是自然的四季变化与鬼斧神工，人工的建筑只是为了创造条件，使人们更好地欣赏、理解自然。在中国人的生命观中，生死是自然之事，医生并不是能超越自然延长生命的救世主，医疗只是减少或缓解患

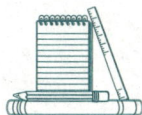

者的痛苦，故自古中医遵循"药医不死病"的原则，这是对自然规律的充分尊重。中医学讲究因势利导、顺势而为，整个中医治疗原则都体现出这一点，"虚则补之，实则泻之，陷下则灸之，不虚不实，以经取之"，是针灸治疗的大原则，也是整个中医治疗的大法。在具体疾病上，中医用解表法于外感，通下法于里实，和解法于半表半里，皆为便利邪气外出而设。中医的养生与治疗从来都是一体的，正如中国园林的园内园外绝不会泾渭分明，格格不入。"春夏养阳，秋冬养阴"是中医养生的基本原则之一，同样是道法自然的体现。

（二）两者皆体现出以小见大的慧心妙思

中国园林除皇家园林必须彰显庄严、法度、雄浑、大气外，民间园林并不以气势取胜。"江南园林甲天下，苏州园林甲江南"，苏州园林最能反映中国园林的特点。苏州园林占地不大，却能在很局限的空间内综合使用不同的表现形式，造成环环相扣、景景相连的意境，无一处不用心，体现出了造园者的慧心妙思。中医讲究"理法方药"的一以贯之，从对患者症状体征的综合观察得到一个大"象"的判断，到后来制方遣药，包括药物的炮制及煎煮服用方法，无一处无道理，皆围绕病"象"的纠正，最终达到阴平阳秘、内外和调的目的。中医有"简、便、效、廉"的特点，简便而能疗效卓著，往往越是药味少、药量小，越能在轻描淡写中体现出医者理论水平的深厚、实践运用的灵活，以及浓厚的人文关怀，这与以小见大的园林表现方式是相同的。

（三）两者皆能体现出三因制宜的特点

在中国园林中，高大、壮观、奇特、名贵的树木并不是必有之物，通常使用适合当地生长的乔木、灌木、藤蔓、竹类、花卉、草坪、水生植物等。在假山的用料上，也往往是就地取材，惠而不费，如江南园林多使用太湖石为基材，表现出强烈的地域特点。故中国民间园林虽以江南园林为代表，但仍有其他如岭南园林、西蜀园林等不同流派。中医学理论中，因时、因地、因人制宜是最重要的法则之一，所以在中医发展的历史长河中，形成了诸多流派，如医经学派、经方学派、伤寒学派、河间学派、易水学派、温病学派、岭南学派及汇通学派，它们均反映了鲜明的历史与地域特点及人文背景的差异。不同学派在实际制方遣药时，往往也是最大程度地利用本地的特产药材，"同病不同方，同方不同量"的现象在中医界普遍存在，合格的中医总是能够根据天、地、人三才条件的变化，适当地进行变化调整，万变不离"理法方药"的宗旨。

复习思考题

1. 中国古代文学对中医药发展有哪些重要影响？
2. 中国古代音乐与中医药的共同基础及共同目标是什么？两者有哪些相通之处？
3. 中国古代园林表现了怎样的时空观？园林与中医药有哪些相通之处？

扫一扫，查阅
复习思考题
答案

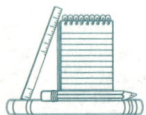

第十一章　饮食与中医药

【学习目标】

1. 通过学习了解传统饮食文化中丰富的中医药知识，培育中医药养生健康理念。

2. 熟悉药食同源的含义，了解药食两用的中药物质。

3. 了解茶与酒的文化内涵及茶与酒的保健作用。

4. 了解和调百味的理念及实际应用。

5. 了解我国主要传统节日和民族饮食习俗及八大菜系。

第一节　药食同源

自古便有"药食同源"一说，神农氏已肇其端。初则有毒为药，无毒为食；继而药可以为食，食可以作药，并视个人体质、疾病状况而定。从古至今，人们在长期的生产生活实践中逐渐积累了对药食同源理论的认识，其理论的形成是一个漫长的过程，早在《黄帝内经》《金匮要略》等典籍中就体现了中医食疗养生和药食同源的思想。王充在《论衡·道虚》中通过批评服食成仙之谬，认为服药可以祛病而令身轻气长，而所谓药物，不过是特别一点的食物，多与一些传说相联系，然后上升为补药。苏颂将《全唐文》中何首乌的故事载入《本草图经》，使何首乌从此成为补益良药。药食同源理论已成为弘扬传统中医药养生观与现代康养保健结合的科学依据。

一、药食同源古今义

（一）药食同源的起源

药食同源是伴随生活经验和医疗实践而总结出的中医药理论。关于中医药学之起源问题，有"神农尝百草，始有医药"的传说。神农尝百草的首要目的是解决饥饿问题，即寻求食物，如《淮南子·修务训》所云："（神农）尝百草之滋味，水泉之甘苦，令民知所避就，当此之时，一日而遇七十毒。此其尝百草为别民之可食者，而非定医药也。"先民们在长期的生产劳动与生活实践中，通过积累经验、相互传授，逐渐得出了药食同源的结论。陶弘景在《本草经集注》序录中说"藕皮散血，起自庖人；牵牛逐水，近出野老"，反映了药物的发现源于人民在生活中的实践，尤其是饮食活动。

（二）药食同源的古今认识

1. 古代食为药用的状况

药食同源的理念源自古代中医养生理论，强调食物和药物之间的相互关联，以食补药，以药补食，从而达到促进身体健康和长寿的目的。

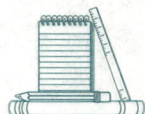

从药食同源的起源，可以看到古人对食物功能的认知层次。首先是无毒，且能够食用，提供基本营养；然后，发现了食物的其他功能——治疗和保健，于是开启了食物治疗疾病的正途。《黄帝内经》首次按性味将食物归纳于五行中，如《灵枢·五味》云："五味各走其所喜，谷味酸，先走肝；谷味苦，先走心；谷味甘，先走脾；谷味辛，先走肺；谷味咸，先走肾。"东汉张仲景的《伤寒论》和《金匮要略》，在治疗诸多疾病上除了用药，还采用了大量的饮食调养方法来配合治疗。唐代孙思邈对食物疗法特别推崇，其在总结并发展唐以前医家及《黄帝内经》中有关饮食理论的基础上，编写了《备急千金要方·食治》，提出："夫为医者，当须先洞晓病源，知其所犯，以食治之；食疗不愈，然后命药。"其后出现了我国第一本食疗类专著——《食疗本草》，该书在每个食物名下大多注明药性及功效、禁忌、单方、应用部位等。宋代官方修订的《太平圣惠方》则专设"食治门"。元代饮膳太医忽思慧编著的《饮膳正要》，为我国最早的饮食卫生和营养学专著，该书记载的药膳方和食疗方非常丰富。

2. 现代药食同源的科学理论

药食同源指食物与药物具有相同的起源，或是药物和食物没有显著的区别，许多食物即药物，与药物一样能够防治疾病。

现代科学研究表明，药食同源物质是指兼具药效物质与营养物质功能的天然物质，且其中药效物质对机体应不具有毒性作用，可长期食用。天然药物治疗疾病的主要物质基础为其次生代谢产物，主要包括苯丙素类、醌类、黄酮类、单宁类、萜类、甾体及其苷、生物碱等成分。食物作为人们生活的基本需求，除了营养和感官两大功能外，还有第三个功能，即生理调节功能，这一功能的物质基础亦主要为其次生代谢产物。如大蒜是传统调味品，在我国有着悠久的历史，《新修本草》记载其能够"下气，消谷，止痢"。现代实验研究表明，大蒜中含有的大蒜素、大蒜新素等具有抗菌、抗病毒作用；大豆中的大豆异黄酮类成分为黄酮类化合物，具有抗肿瘤、降血脂及雌激素样作用；西红柿中的番茄红素为萜类化合物，具有抗氧化、清除自由基的作用。

知识链接

常见的药食两用中药材

2021年国家卫生健康委员会公布的86种：丁香、八角茴香、刀豆、小茴香、小蓟、山药、山楂、马齿苋、乌梢蛇、乌梅、木瓜、火麻仁、代代花、玉竹、甘草、白芷、白果、白扁豆、白扁豆花、龙眼肉（桂圆）、决明子、百合、肉豆蔻、肉桂、余甘子、佛手、杏仁、沙棘、芡实、花椒、红小豆、阿胶、鸡内金、麦芽、昆布、枣（大枣、黑枣、酸枣）、罗汉果、郁李仁、金银花、青果、鱼腥草、姜（生姜、干姜）、枳子、枸杞子、栀子、砂仁、胖大海、茯苓、香橼、香薷、桃仁、桑叶、桑葚、橘红、桔梗、益智仁、荷叶、莱菔子、莲子、高良姜、淡竹叶、淡豆豉、菊花、菊苣、黄芥子、黄精、紫苏、紫苏籽、葛根、黑芝麻、黑胡椒、槐米、槐花、蒲公英、蜂蜜、榧子、酸枣仁、鲜白茅根、鲜芦根、蝮蛇、橘皮、薄荷、薏苡仁、薤白、覆盆子、藿香。

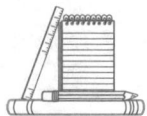

二、药膳与养生

（一）药膳概述

1. 定义

药膳是中国传统医学知识与烹调经验相结合的产物，它是在中医学、烹饪学和营养学理论指导下，严格按药膳配方，将中药与某些具有药用价值的食物相配伍，采用我国独特的饮食烹调技术和现代科学方法制作而成的具有一定色、香、味、形的美味食品。它"寓医于食"，既将药物作为食物，又将食物赋以药用，药借食力，食助药威，二者相辅相成、相得益彰，既具有较高的营养价值，又可防病治病、保健强身、延年益寿。

2. 分类

药膳分类多种多样，按形态可分为：①流体类，如汁类（西瓜汁）、饮类（姜茶饮）、汤类（葱枣汤）、酒类（鹿茸酒）、羹类（羊肉羹）等；②半流体类，如膏类（羊肉膏）、粥类（芹菜粥）、糊类（黑芝麻糊）等；③固体类，如饭食类（山药茯苓包子）、糖果类（姜汁糖）、粉散类（糯米粉）。

（二）药膳的应用

1. 应用原则

（1）注重整体，辨证施食　根据中医理论，人的体质可因遗传、生活环境、饮食、生活习惯等而有所不同，不同的体质在生理、病理、心理上会有不同的表现，制作和食用"药膳"，最重要的一点就是"辨体施食"。正常成人可分为不同的体质，根据不同体质的特点选择合适的食物，这样才能调整体质，在防病于未然的同时，起到良好的保健作用。

（2）适量有恒，有的放矢　"饮食有节"是中医重要的养生保健原则，药膳食疗同样应适量而有节制。短期内不宜进食过多，不可急于求成。应根据自身状况，经常小量服食，持之以恒，久之定能收效。对于无病者可适当食用某些保健养生膳。对于体质虚弱或患病者还应当用药治疗，并配合药膳。在疾病康复期或对某些慢性病患者，用药膳调治可能更为合适。值得注意的是，药膳虽有不少好处，但其针对性和治疗效果不能与药物相提并论，只有两者配合应用，相辅相成，才能取得更好的效果。

2. 应用实例

（1）八珍糕（源于明代陈实功《外科正宗》）：茯苓、莲子（去心）、芡实、党参、扁豆、薏米、藕粉、山药、糯米。上药共研极细末，加白糖酌量，研制为糕，蒸熟服之。该方专治脾胃虚弱，食少体倦，易吐易泻。

（2）当归羊肉汤（源于东汉张仲景《金匮要略》）：当归 30g，黄芪 120g，羊肉 180g（去皮、膜、油、筋），生姜 15g，加水用瓷罐蒸炖。该方具有温中养血、补益肝脾之功效。

（3）四季养生药膳

首乌肝片（春季药膳）：首乌液 20mL，鲜猪肝 250g，木耳 20g，青菜叶少许。将猪肝切片，用少量首乌液、盐、淀粉拌匀，放入烧热油中滑熘，再与木耳、青菜、剩余的首乌液、葱、姜、味精、酱油等炒熟即成。春季适宜养肝，该方补肝肾、益精血、乌发明目，对于肾气亏虚、精血不足引起的头昏眼花、视力减退等症，有一定食疗作用。

莲子绿豆粥（夏季药膳）：莲子肉 20g，绿豆 50g，粳米 100g。煮粥或用莲子肉，绿豆，冰糖（或白糖）煮汤食。夏季气候炎热，暑湿较重，容易伤人气阴，该方清热解毒、止渴消暑，适合夏天饮用。

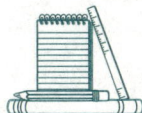

沙参心肺汤（秋季药膳）：沙参 15g，玉竹 15g，葱 25g，猪心、猪肺各 100g。同炖煮至熟，加食盐、味精调成。秋季气候干燥凉爽，津液易伤。该方润肺止咳，养胃生津，可用于气阴不足之咳嗽、口咽干燥、便秘等。

枸杞蒸鸡（冬季药膳）：枸杞子 50g，母鸡一只，料酒、胡椒粉、生姜、葱白、味精、盐各适量。母鸡、枸杞子洗净，姜切片，葱切段。母鸡用沸水焯透，放入凉水中冲洗，沥净水分。再把枸杞子装入鸡腹中，放入碗内，摆上姜片、葱段，加入清水、盐、料酒、胡椒粉，用大火蒸约两小时。取出即成。冬季气候寒冷，万物敛藏，进补最益。该方滋补肝肾，适用于肾虚之腰膝酸软、头晕耳鸣、视力减退等症。

三、传统食疗与功能食品

1. 食疗的发展应用

食疗即饮食疗法，其历史大约与药疗一样古老，现存最早、最完整的食疗专著，是孙思邈的《千金要方》"食治"篇。作为专著，则推孟诜的《食疗本草》，后至元代《饮膳正要》撰成，臻于高峰。大约从《饮膳正要》起，食疗又以药膳的形式流传。书中的马思答吉汤、大麦汤、团鱼汤、鲤鱼汤、生地黄鸡等，既是美味佳肴，又是食疗用膳；枸杞羊肾粥、羊骨羹、羊骨粥、猪肾粥、山药粥等更是适宜老人养生颐年。清代的《老老恒言》中"粥谱"篇中有多达 100 种不同配方的粥，集粥食之大成。

2. 功能食品的发展应用

功能食品的概念是在 20 世纪 60 年代由日本人提出的，即我国开发的保健食品，除了具有一般食品所具有的营养功能和感观功能外，还具有一般食品所没有或不加以强调的人体生理调节功能。各国学者普遍认为，功能食品起源于我国中医学的食疗。《素问·四气调神大论》曰："是故圣人不治已病治未病，不治已乱治未乱，此之谓也。"我国伟大的医药学家李时珍说："饮食者，人之命脉也。"

功能食品具有增强人体体质、预防疾病、恢复健康、调节身体节律和延缓衰老等作用，其物质基础主要是纤维素、低聚糖、糖醇、多不饱和脂肪酸、蛋白质和肽类、酚类和醇类、复合脂质、乳酸菌类、矿物质、氨基酸类等成分。如由中医益气养阴的著名古方"生脉散"衍化而来的"维康素"，主含五味子乙素，能清除自由基，增强机体抗氧化能力。我国发展功能食品虽然较晚，但传统食疗的宝贵经验及中药、方剂的深厚积淀，为开发适合我国国情的功能食品提供了丰富资源。

第二节　和调百味

和调百味源自中华古代饮食文化中讲究的"五味调和百味香"。《素问·六节藏象论》称："五味之美，不可胜极。"人们在追求饮食美味的过程中，经数千年的经验积累，反复验证，逐渐发现、认识、掌握了食物的性味及人体气血阴阳、脏腑经络之间的关系，又将五味与五行结合，依据五行相生、相克规律，指导日常生活和饮食调味，而且在预防疾病、治疗疾病中，也可应用食物或药物的偏胜，以纠正或调和人体各部分不协调的状态。

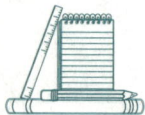

一、食物的四气五味

四气五味理论最早载于《神农本草经》："药有酸咸甘苦辛五味，又有寒热温凉四气。"书中以四气配合五味，标明每味药的药性特征，开创了先标明药性，后论述药物功效及主治病证的本草编写体例，奠定了以四气五味理论指导临床用药的基础。

（一）食物四气

食物的"四气"，指食物寒热温凉性质，一般分寒凉、温热两大类。

1. 寒性、凉性食物

寒性、凉性食物具有生津解渴、清热泻火、解毒消炎等作用，适用于夏季气候炎热所致中暑发热、汗多口渴，或阳热偏盛体质出现身热烦躁、大便干结，以及急性热病、热毒疮疡等证。肢凉怕冷、神疲乏力、胃凉便稀等阳虚内寒体质之人，应忌食寒凉食物。

2. 温性、热性食物

温性、热性食物具有振奋阳气、驱散寒邪、通脉止痛等作用，适用于秋冬季节气候寒凉所致关节痹痛、脘腹冷痛，或虚寒怕冷体质出现肢凉怕冷、溲多便稀，以及妇女痛经闭经、男性寒疝腹痛等病证。身体消瘦、大便秘结、容易上火等阴虚内热体质之人，应忌食温热食物。

（二）食物五味

食物的"五味"，即酸、苦、甘、辛、咸"五味"。

1. 酸味入肝

酸味食物具有收涩功能，并能增进食欲、健脾开胃、增强肝脏功能。适宜久泻、久咳、多汗、尿频与食欲不振、肝病等患者食用。过量食用会导致消化功能紊乱。

2. 苦味入心

苦味食物具有清泄、燥湿功能。适宜热证、湿证患者食用。

3. 甘味入脾

甘味既指具有明显甜味的甘味，亦指没有明显甜味的甘味，其入脾脏。甘味食物具有补益强壮、解痉解毒的作用。凡气血阴阳虚衰及五脏虚损者均可使用，也可用于消除肌肉紧张和解毒。食用过多容易发胖。

4. 辛味入肺

辛味食物具有发散风寒、行气止痛与促进消化的功能。适用于感冒、痘疹、疼痛与胃肠功能紊乱等病证。

5. 咸味入肾

咸味食物具有软坚散结、润下的功能。适用于肿块、便秘等病证。

二、饮食调味

《素问·脏气法时论》指出："五谷为养，五果为助，五畜为益，五菜为充，气味合而服之，以补精益气。"《素问·五常政大论》也指出："谷肉果菜，食养尽之。"如果日常饮食或饮食调养时不注意食物性质和味道，即"气""味"的合和，饮食偏嗜，久之就会破坏人体体内阴阳平衡，导致五脏功能活动失调，引起多种疾病的发生。如过食酸味食物，肝气就会偏盛，脾气就要衰竭；过食咸味食物，会出现肩膝腰脊等较大关节的劳倦困惫、肌肉短缩、心气抑郁等病证；过食甘味食物，会有心悸喘满、面色黑、肾气失于平衡等病证；过食苦味食物，脾气就不濡润，胃脘部便会胀满；过食辛味食物，会使筋脉败坏松弛，精神受到损伤。因此，谨慎调和饮食五

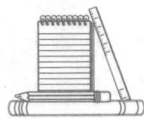

味，能使骨骼强健、筋脉柔和、气血通畅、腠理固密，这样就会使骨、筋、气、血以及腠理强盛。人们必须谨慎而严格地遵守养生法度，如此才能保持阴阳和平而长有天命。

（一）调味用料

2002年，国家卫生部公布了首批既是药物又是食物的种类，共有87种。现将日常生活中常用的几种调味用料简要介绍如下。

1. 葱

元代忽思慧《饮膳正要》说："味辛，温，无毒。主明目，补不足。治伤寒。发汗，去肿。"葱具有发汗解表、散寒通阳、解毒散凝的作用。主治风寒感冒轻证，以及痈肿疮毒、痢疾脉微、寒凝腹痛、小便不利等病证。

2. 姜

元代忽思慧《饮膳正要》说："味辛，微温。主伤寒头痛，咳逆上气。止呕，清神。"姜具有解表散寒、温中止呕、温肺止咳的作用。常用于脾胃虚寒，食欲减退，恶心呕吐，或痰饮呕吐、胃气不和的呕吐，风寒或寒痰咳嗽，感冒风寒，恶风发热，鼻塞头痛，还能解生半夏、生南星等药物中毒，以及鱼蟹等食物中毒。生姜还是治疗恶心、呕吐的中药，有"呕家圣药"之誉。

3. 蒜

元代忽思慧《饮膳正要》说："味辛，温，有毒。主散痈肿，除风邪，杀毒瓦斯。独颗者佳。"《中国实业志》载："蒜一身殆无不可食，而与有腥气之肉类，共煮之，可以除腥气。"大蒜既可生食、捣泥食、煨食、煎汤饮，也可入馔。用于治疗钩虫、蛲虫病，以及痢疾、腹泻、肺痨、顿咳、疮疡初起等。

4. 花椒

花椒味辛，性温，有小毒。《神农本草经》说："主风邪气，温中，除寒痹，坚齿发，明目。主邪气咳逆，温中，逐骨节皮肤死肌，寒湿痹痛，下气。"花椒具有温中散寒、除湿止痛、杀虫、解鱼腥毒等作用。治积食停饮，心腹冷痛，呕吐噫呃，咳嗽气逆，风寒湿痹，泄泻痢疾，疝痛齿痛，蛔虫病，蛲虫病，阴痒，疥疮。

5. 八角

《本草从新》载八角："苦、辛，温毒烈。治麻痹风毒，打扑瘀血停积，其气猛悍，能开通壅塞，痛麻立止，虚人慎用。"在日常调味中可直接使用，有祛风理气、和胃调中的功能，用于中寒呕逆、腹部冷痛、胃部胀闷等。但多食会损目发疮，阴虚火旺的眼病患者和干燥综合征、更年期综合征、活动性肺结核、支气管哮喘、痛风、糖尿病、热盛者，应少食甚至忌食。

6. 小茴香

元代忽思慧《饮膳正要》说："味甘，温，无毒。主膀胱、肾经冷气，调中止痛，住呕。"小茴香具有开胃进食、理气散寒的作用。主治中焦有寒，食欲减退，恶心呕吐，腹部冷痛；疝气疼痛，睾丸肿痛；脾胃气滞，脘腹胀满作痛。

7. 草果

元代忽思慧《饮膳正要》说："味辛，温，无毒。治心腹痛，止呕，补胃，下气，消酒毒。"草果是药食两用中药之一，具有燥湿温中、辟秽截疟的功效。主治胸膈痞满，脘腹冷痛，恶心呕吐，泄泻下痢，食积不消，霍乱、瘟疫、瘴疟，还能解酒毒，除口臭。

8. 香菜

香菜又名芫荽、胡荽。元代忽思慧《饮膳正要》说："味辛，温，微毒。消谷，补五藏不足，通利小便。"芫荽辛香升散，有助于开胃醒脾，调和中焦；具有发汗透疹、消食下气、醒脾

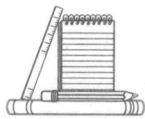

和中之功效。主治麻疹初期透出不畅、食物积滞、胃口不开、脱肛等。

（二）调味目的与原则

在烹饪饮食过程中，往往需要辅以佐料进行调味，以达到色香味俱全，主要包括确定菜肴滋味、去除特殊异味、减轻特有强烈气味、增加鲜味、调和滋味、美化色彩等几方面。

调味首先需要定味准确、主次分明。只有按所制菜肴的标准口味，恰当投放各种调味品，才能味道准确且主次分明。其次，需要因料施味、适当处理，要依据菜肴中主辅料的不同性质，施加调味品，以扬长避短、提味增鲜；对新鲜的原料，要保持其本身的鲜味，调味品起辅助作用，原料本味不能被调味品的味道所掩盖。

（三）调味方法与步骤

商代伊尹"鼎中之变，精妙微纤，口弗能言，志弗能喻，若射御之微，阴阳之化，四时之数"。经过精心烹饪而成的美味之品，应该达到"久而不弊，熟而不烂，甘而不哝，酸而不酷，咸而不减，辛而不烈，淡而不薄，肥而不腻"的水平。

常用调味方法有因料调味、因菜调味、因时调味、因人调味、因地调味。烹调过程中的调味，又可以分为加热前调味、加热中调味和加热后调味。

加热前调味又叫基础调味。目的是使原料在烹制之前就具有一个基本的味道，同时减除某些原料的腥膻气味。

加热中调味也叫正式调味或定型调味。菜肴的口味正是由这一步来定型，所以是决定性调味阶段。当原料下锅以后，在适宜的时机按照菜肴的烹调要求和食者的口味，加入或咸或甜，或酸或辣，或香或鲜的调味品。有些旺火急成的菜，须事先把所需的调味品放在碗中调好，这叫"预备调味"，以便烹调时及时加入，不误火候。一些不能在加热中启盖和调味的蒸、炖制菜肴，更是要在上笼入锅前调好味。

加热后调味又叫辅助调味，可增加菜肴的特定滋味。有些菜肴虽然在第一、二阶段中都进行了调味，但在色、香、味方面仍未达到应有的要求，因此需要在加热后最后定味。

第三节　茶酒之道

中国的饮料，最早酒属首位，但饮酒避忌较多，不胜酒力的人便以茶代之，茶便成为最普及的饮料。据《广阳杂记》称，古人饮茶始于三国时，《吴志·韦曜传》谓："孙皓每饮群臣酒，率以七升为限。曜饮不过二升。或为裁减，或赐茶茗以当酒。"茶和酒成为人们生活中不可或缺的食品，并在保健食品的开发中发挥着重要作用。

茶和酒历经数千年发展，承载着丰厚的历史文化。唐朝诗人皎然的《饮茶歌诮崔石使君》开启了茶道先河，即禅茶一味，饮茶即道；茶圣陆羽的《茶经》则首次系统地论述了茶法；酒圣杜康成为"酿酒始祖"；《诗经》则开启了中国"酒诗"的源头，"诗酒因缘"更展示了中华酒文化的诗意和浪漫。

一、茶文化与中医药

（一）茶的文化内涵

1.茶道

茶道，即品赏茶的美感之道，亦被视为一种烹茶饮茶的生活艺术，它是茶艺与精神的结合。

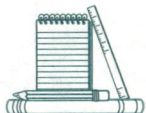

至于饮茶的起源，尚无定论，但茶以文化面貌出现，是在两晋南北朝。唐代开元以后，中国的"茶道"大行，饮茶之风盛行，茶圣陆羽著世界第一部茶叶专著——《茶经》，综述了茶叶生产历史、源流、现状、生产技术及饮茶技艺、茶道原理，是一部划时代的茶学专著。宋、明、清承唐代饮茶之风，茶文化，日益普及开始从皇室贵族儒雅学士转向民间，茶馆文化、茶俗文化取代了前代以文士主导茶文化发展的地位，茶文化深入市井，走向世俗，进入千家万户的日常生活，与传统的伦常礼仪结合起来，成为一种高尚的民族情结。

（1）煎茶道　茶叶经烘干后碾成粉末，和水一起煮。在煮茶时，有时会加入盐等调料，喝茶时与茶叶一起喝下，又叫"吃茶"。唐代的煎茶，是茶最早的艺术品尝形式。

（2）斗茶道　斗茶又称茗战，是古代文人雅士各携带茶与水，通过比茶面汤花、品尝鉴赏茶汤以定优劣的一种品茶艺术，也是古代品茶艺术的最高表现形式。斗茶兴于唐代末，盛于宋代，最先流行于福建建州一带。

（3）工夫茶道　清代至今流行于福建等地的工夫茶，是从唐代陆羽《茶经》中演变而来，饮茶时先将泉水贮藏于茶壶之中，放置于烘炉上煮水，等到水初沸，把武夷岩茶投入宜兴壶之中，用水冲之，盖好盖子，再用热水浇壶身，然后倒出来品饮，这种饮茶法的特色是以水淋壶身，目的在于发挥茶性。

2. 茶艺

茶艺是一门艺术、一种文化和一种美学。品茶艺术注重韵味，茶佳水好茶具美，似红花绿叶相映生辉。不同类的茶有不同的茶艺。冲泡功夫茶讲究八道工序，即白鹤沐浴（洗杯）、观音入宫（落茶）、悬壶高冲（冲茶）、春风拂面（刮泡沫）、关公巡城（倒茶）、韩信点兵（点茶）、赏色闻香（看茶）、品啜甘霖（喝茶）。每道工序均有相应的诗句相配，如冲茶"只得流霞酒一杯，空中箫鼓几时回"（李商隐），看茶"斗茶味兮轻醍醐，斗茶香兮薄兰芷"（范仲淹），品茶"识得此中滋味，觅来天上清凉"。茶诗交错，沁人心脾。

（二）茶的保健功能

《神农本草经》记载："神农尝百草，日遇七十二毒，得茶而解之。""荼"就是茶的古字。《本草拾遗》中称："诸药为各病之药，茶为万病之药。"由此可见，茶最早的功用就是药用。《新修本草》记载了茶叶的药用功能，认为茶"味甘苦，微寒，无毒，主瘘疮，利小便，去痰，热渴，令人少睡"。陶弘景《名医别录》记载："茗茶轻身换骨，昔丹丘子黄山君服之。"饮茶能使人体中枢神经兴奋，增强大脑皮层的兴奋，提高思维效率，消除疲劳，起到提神益思、清心的作用，同时还能减少有害物质在肾脏中的滞留时间，起到利尿的作用。可见茶具有丰富的营养价值和保健功效。

随着现代科学技术的进步与发展，现已从茶叶中分离出多种化合物，如多酚类、生物碱、维生素、多糖类、蛋白质及矿物质等。科学研究表明，未发酵的绿茶含丰富的儿茶素，具有抗氧化和抗菌作用。发酵的红茶富含茶黄素，对牙周致病菌有抑制作用。茶叶中的各类物质能为人体健康提供营养并具有较好的保健功能，主要概括为以下几方面。

（1）预防龋齿及口腔保健作用　茶叶中含有氟、茶多酚和儿茶素，这些物质共同构成综合性防龋、保护牙周组织的作用。氟能提高牙釉质的硬度、增强牙釉面的抗酸能力；茶多酚能抑制龋齿细菌在牙表面附着，抑制齿垢的形成，减少齿垢中的总细菌数和总链球菌数及乳酸杆菌的作用。茶叶还能缓解口腔溃疡引起的疼痛和肿胀，修复受损牙周组织，促进溃疡愈合。

（2）抗衰老作用　茶多酚类化合物具有很强的抗氧化能力，可以清除人体内多余的自由基，而茶叶中含有丰富的维生素 C 和维生素 E，也具有很强的抗氧化性，均可抑制机体内脂质过氧

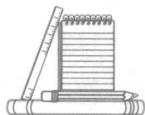

化物生成或延缓褐脂素的产生，具有显著的抗衰老作用。

（3）抗癌、抗辐射作用　茶叶中的多酚类化合物对亚硝胺致癌物的形成具有明显的抑制作用，其所含维生素 C、维生素 E 及微量元素硒等通过抗氧化作用和有效清除自由基、抑制致癌物基因和人体 DNA 的共价结合，同时抑制脂质的过氧化反应、增强人体免疫功能，从而具有防癌保健功效。

（4）抗血栓、降血脂作用　茶多糖具有抑制血浆凝固、延长凝血和血栓形成时间并缩短血栓长度等，从而起到抗血栓作用。茶多酚对人体脂肪代谢有着重要作用，有助于抑制血管内壁粥样化斑块增生，从而抑制动脉粥样硬化，预防心血管疾病。

知识链接

中国十大名茶

中国十大名茶于 1959 年由全国"十大名茶"评比会所评选，包括西湖龙井、洞庭碧螺春、黄山毛峰、庐山云雾茶、六安瓜片、君山银针、信阳毛尖、武夷岩茶、安溪铁观音、祁门红茶。

二、酒文化与中医药

（一）酒的文化内涵

酒道即饮酒的门道、对酒的品鉴之道、饮酒过程的典雅之举，包括对酒品的选择，酒具的选用，饮酒场景的挑选，赏酒、饮酒、下酒菜等程序，以及融合在所有程序中的民族特色和文化含义。我国是酒的故乡，也是酒文化的发源地，是世界上酿酒最早的国家之一。中国的酒历史几乎与人类历史一样漫长，并与中国文化密切相关，其发明者共推杜康。魏武帝乐府诗曰："何以解忧，唯有杜康。"据历史考证，酒产生于河洛地区，随着饮酒在各时代充当角色的变化，便产生了独特的酒文化。春秋战国时期因喜好配乐而饮出现"酒乐文化"，如《礼记·月令》说："孟夏之月，天子饮酎，用礼乐。"唐宋时期因酒与文人墨客大结缘而出现了辉煌的"酒章文化"，如李白的《将进酒》、白居易的《劝酒》。如今，酒文化的核心便是"酒民文化"，酒广泛融入了人们生活，成为物质生活与精神文化不可或缺的重要组成部分。

酒德和酒礼是传统饮酒文化的根基，受儒家酒文化观点的影响。儒家讲究"酒德"两字，最早见于《尚书》和《诗经》，其含义是说饮酒者要有德行，《尚书酒诰》集中体现了儒家的酒德，这就是"饮唯祀"（只有在祭祀时才能饮酒）；"无彝酒"（不要经常饮酒，平常少饮酒，以节约粮食，只有在有病时才宜饮酒）；"执群饮"（禁止聚众饮酒）；"禁沉酒"（禁止饮酒过度）。古代饮酒的礼仪约有四步：拜、祭、啐、卒爵，即先做出拜的动作，表示敬意，接着把酒倒出一点在地上，祭谢大地生养之德，然后尝尝酒味，并加以赞扬，令主人高兴，最后仰杯而尽。

（二）酒在中医药中的应用

酒是药引子。中药的药引，起到将某些药物药力引向特定经络脏腑或病变部位的"向导"作用。清代医学家尤在泾在《医学读书记》中曾论述："兵无向导，则不达贼境，药无引使，则不通病所。"酒在中医药中的应用范围十分广泛。东汉班固在《汉书·食货志》中说："酒，百药之长。"古代本草对入药用酒的记载，始见于《名医别录》。酒在医疗方面的应用，最早见于《黄帝内经》，据其记载，酒可单独治病、可入方、可用于药物炮制。李时珍在《本草纲目》各

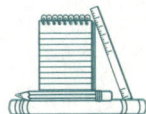

药条目的附方中，收载了200余个药酒方，其中酒的主要功用为用酒治病、以酒制药、以酒服药。可见，酒在中医药传承、创新、发展过程中起到了独特的作用。

1. 中药酒制与酒剂

酒作药引，或以酒为溶剂煎药，或以酒为融媒剂制药为丸，或以酒冲服药物。酒制法是传统中药炮制方法之一，酒则为中药炮制的重要辅料。酒制中药具有增加药效、改变药性、增强活血通络作用、矫臭去腥及降低毒性等多方面的作用。如酒制人参、黄芪等，其补气效果会更佳；大黄、黄连、黄柏等酒制后药性发生变化，能够更好地作用于上焦，治疗相关病证；酒与当归、川芎、桑枝等药物起协同作用，能增强其活血通络效果；乌梢蛇、蕲蛇、紫河车等酒制后能够去除或减少其腥臭气味，便于患者服用和保存。

在中药制剂学中，"药酒"列为"酒剂"，古代被称为"酒醴"。民国时期，"酒剂"正式作为剂型名称出现。酒的作用和药物的功效使药酒具有双重作用。如酊剂藿香正气水，由藿香、紫苏、白芷等多种中药材组方，具有解表化湿、理气和中的功效，以酒（通常为乙醇）作为溶剂，能够有效地溶解和提取中药材的有效成分，使其更易被人体吸收和利用，因此该药成为外感风寒、内伤湿滞或夏伤暑湿的常用必备良药。外用搽剂治跌打损伤，其中酒不仅作为溶剂存在，还因其本身具有活血化瘀、舒筋通络的特性，同时与具有活血化瘀、消肿止痛作用的红花、三七、乳香等中药材结合，作用得到进一步增强，从而更好地发挥治疗作用。

2. 酒与中医养生保健

《黄帝内经》记载，酒是"水谷之精、熟谷之液"。酒的药用价值，具体表现在温通血脉、鼓舞阳气、宣散药力、祛风散寒等方面。自古以来，人们普遍认为，酒本身具有舒经活络等功效，因此在身体状况允许和适量饮用的前提下，饮酒可以起到养生保健的作用。中药保健酒通常融合了中药材与酒的特性，具有滋补肝肾、养血生津、活血化瘀、祛风除湿、强身健体等多种功效，同时还融合了中国传统酒文化的习俗，因而受到饮酒人士的喜爱。中国劲酒由优质白酒与黄芪、山药、枸杞子、淫羊藿等中药材制备而成，在补肾益精、滋润脏腑方面表现突出，具有对肾虚引起的头晕目眩、耳鸣、阳痿、脱发等病证的预防保健作用。枸杞酒以药食两用枸杞为主要原料，具有延缓衰老、养肝护肝、改善贫血、明目等功效。天麻酒以药食两用天麻为主要原料，能起到祛风止痛、平抑肝阳、提高机体免疫力等保健作用。葡萄酒可以美容养颜、促进心血管健康、改善睡眠质量等。

第四节　入乡随俗

《庄子·山木》说："入其俗，从其令。"强调外乡人应尊重、适应和主动融入当地风俗文化，这不但有利于了解当地民风民俗，实现自己远行拜访的意图，更能展示出对异乡人民生活习惯的尊重，而不至于给别人带来过多麻烦，从而受到相应的款待和礼遇。我国历史悠久，地域宽广，民族众多，从而造成不同地域、不同民族的传统节日、饮食习惯、人情世故均有较大差异，即"百里不同风，千里不同俗""离家三里远，别是一乡风"。入乡随俗不仅是中华传统文化的重要组成部分，还与中医养生保健观念联系紧密。我们的祖先留下了许多寄托美好愿望和情感的节日习俗，成为精神与物质文化的宝贵遗产而流传至今。

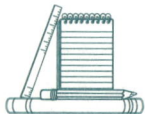

一、传统节日习俗与中医药

1. 春节

春节是中华民族最为隆重的传统佳节，千百年来，中医药文化已深深融入春节的种种习俗之中。春节期间，家家户户都会准备丰盛的年夜饭，年糕和饺子是最具代表性的食物。年糕主要原料为糯米，其性味甘温，归脾、胃经，具有补中益气、健脾暖胃之功效，适合在寒冷的冬季食用，满足身体所需的热量和营养。饺子馅料多样，有蔬菜、肉类等多种食材，营养均衡且易于消化吸收。许多家庭通常会精心烹制各种具有滋补保健功能的汤品，如用当归、枸杞、黄芪、大枣等中药与鸡肉、排骨一同炖煮，不仅增强了汤品的口感和营养，还能起到调理气血、增强免疫力的作用。

屠苏酒据传是由汉末名医华佗创制的，以中药大黄、白术、桂枝、防风、花椒、附子等入酒浸制而成，具有祛风散寒、益气温阳、健脾和胃、化积消滞和预防疫病的功效。在春节期间饮用屠苏酒，不仅能增强身体的抵抗力，预防疾病的发生，还能增添节日的喜庆气氛。屠苏酒在《本草纲目》《备急千金要方》等中医典籍中均有记载。这些美食不仅满足了人们的味蕾需求，还寄托了人们对家庭团聚、幸福安康的美好祝愿。

2. 端午节

端午节是中国首个入选世界非物质文化遗产的节日。在端午节，家家户户除了吃粽子，还少不了中草药艾叶、菖蒲和雄黄的身影。中医认为，糯米是粮食中的佳品，作为粽子的原料具有健脾益胃、补中益气的食疗作用。同时，包裹粽子的粽叶（如芦苇叶、箬竹叶等）具有清热解毒、提神醒脑的功效。粽子内还可根据个人体质加入红枣、枸杞、赤小豆等食材，以增强养生效果。吃粽子顺应时令，特别适合在初夏食用。端午节前后，雨量增多，气温升高，蚊虫等也会随之增多。艾草是中医常用中草药，茎、叶均含有挥发性芳香油，可驱虫除蝇。菖蒲也是具有挥发性芳香油的一种草药，能杀虫灭菌。因此在家门口悬挂艾草和菖蒲也成了端午节习俗之一。此外，雄黄还能克制蛇蝎等百虫，杀百毒，辟百邪，在端午节撒雄黄酒能起到"祈福丢百病"的作用。

3. 中秋节

中秋月圆吃月饼，取其团圆之意。月饼是中秋节最具代表性的食品，象征着团圆和睦。月饼的种类繁多，有广式、京式、苏式等多种风味。月饼的主要原料是面粉、糖、油脂等，还加入了莲蓉、豆沙、五仁等药食同源的馅料，营养丰富，美味且养生。每逢八月，金桂飘香，中秋节习俗除了吃月饼外，还有饮桂花酒。《本草汇言》记载，桂花，散冷气，消淤血，止肠风血痢。可见，桂花酒不仅具有浓郁的桂花香气和独特的口感，且应时养生，能祛除胃寒胃痛，温而不燥，温润脾胃，对解除秋燥也有一定作用。

4. 重阳节

《易经》将九定义为阳，重阳节也叫重九节，亦符合中医阴阳五行的理念。同时，九为数之极，寓意大、久而长寿，故重阳节也称为老人节，有长寿久安之意。重阳节有登高的习俗，金秋九月，天高气爽，登高远望，可达到心旷神怡、健身祛病的目的。九月九日重阳节插茱萸、吃重阳糕的风俗也由来已久。《本草纲目》记载茱萸气味辛辣芳香，性温热，可以治寒驱毒，故古人把茱萸作为祭祀、佩饰、药用、避邪之物。这一习俗取自中药山茱萸辟邪气、御初寒之功效，人们通过头戴茱萸祈求平安和避免染上瘟疫。吃重阳糕是由登高引申而来，有"步步高升""百事俱高"之意。重阳糕中常加入大枣、栗子、山楂等果干，香甜可口，食之易消化，同

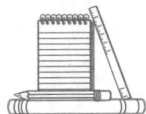

时又能健脾益气。

5. 冬至节

冬至节较为普遍的饮食风俗是吃馄饨，新年吃馄饨取其混沌初开之意。传说盘古氏开天辟地，使"气之轻清上浮者为天，气之重浊下凝者为地"，结束了混沌状态，才有了宇宙四方。再则取"馄饨"与"浑囤"的谐意，意思是粮食满囤，五谷丰登。另外，馄饨的营养价值较高，其主要成分之一是面粉，富含碳水化合物，能够迅速为身体提供所需的能量；其馅料通常由肉类（如猪肉、牛肉、鸡肉等）、蔬菜（如韭菜、白菜、香菇等）组成。这些食材为馄饨提供了丰富的蛋白质、膳食纤维、维生素等，提高了单一食物的营养价值，老少皆宜。羊肉在中医学中被视为热性食物，具有温补脾胃、补肾壮阳的功效，适合在寒冷的冬季食用。因此许多地区还有冬至喝羊肉汤的习俗，以祛除寒冷。"当归羊肉汤"作为药膳食疗，在寒冬具有温阳、补气血的保健作用。

6. 腊八节

腊八节俗称"腊八"，是用来祭祀祖先和神灵，祈求丰收和吉祥的节日。在中国，有喝腊八粥的习俗。腊八粥由多种食材熬制而成，包括糯米、薏米、红豆、绿豆、芸豆、红枣、莲子、核桃、栗子等。腊八粥中的黄豆、黑豆、赤小豆等豆类食材，具有健脾燥湿、利水消肿的作用；糯米、粳米等谷物则能补中益气、养脾胃；红枣、莲子等食材则能补脾养血、安神益智。因此，腊八粥不仅美味可口，还具有一定的养生保健功效。

二、地区饮食习俗与保健

中国传统餐饮文化历史悠久，通过发明炒、烧、煎、炸、煮、蒸、烤、凉拌、淋等烹饪方式，制作出各种菜肴，并经历代名厨传承至今，形成了各具特色的菜系，其中以川、鲁、粤、苏、浙、闽、湘、徽八大菜系闻名于世。除了具有色、香、味、特、鲜的地域特色，地方菜肴也融入了传统中医药养生保健的内涵。

1. 川菜

川菜即四川菜，取材广泛，调味多变，菜式多样，以"一菜一格，百菜百味"著称，其特点在于口味讲究麻、辣、香，白味咸鲜中仍带点微辣。川菜蕴含着历史悠久、内涵丰富的养生文化，包含着阴阳平衡、相生相克、性味归经的等传统中医养生思想。四川人民自古就善于开发利用养生食材，讲究各种味型的调和，注重因地食宜，辨证施食。如当归羊肉汤，当归是中医常用的补血药材，与羊肉搭配，既能温补阳气，又能补血活血，适合体寒血虚的人群食用。

2. 鲁菜

鲁菜起源于山东，是历史最悠久、技法最丰富、难度最大、最见功力的菜系。鲁菜讲究调味纯正，口味偏于咸鲜，具有鲜、嫩、香、脆的特色。十分讲究清汤和奶汤的调制，清汤色清而鲜，奶汤色白而醇。鲁菜的烹调技术与原料的配伍，乃至宴席菜肴的组合，无不体现儒家"中庸之道"这一理念，并成为鲁菜养生之道的理论基础。如金银花鸭肉煲中，金银花性味甘、寒，具有清热解毒、宣散风热的功效，鸭肉味甘、咸，性平，入脾、胃、肺、肾经，具有滋五脏之阴、清虚劳之热、补血行水、养胃生津的作用，两者结合，是一道清热解毒、滋补佳品。

3. 粤菜

粤菜即广东菜，发源于岭南，在世界各地与法国大餐齐名，并成为中菜馆中的主菜。粤菜用量精而细，配料多而巧，装饰美而艳，口味比较清淡，力求清中求鲜、淡中求美。粤菜深受

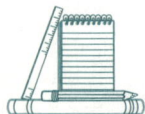

道教文化影响，主要体现在重生恶死、顺应天时、崇尚自然、克制欲望四个方面，从而达到养生的目的。如花胶（鱼肚）炖香菇，鱼肚富含胶原蛋白、多种维生素及微量元素，是理想的高蛋白低脂肪食品，香菇能补脾益气、抗肿瘤、降低血脂，二者搭配，具有补中、固肾、理气、安神的功效。

4. 苏菜

苏菜即江苏菜，起源于 2000 多年前。苏菜擅长炖、焖、蒸、炒，重视调汤，保持菜的原汁，风味清鲜，浓而不腻，淡而不薄，酥松脱骨而不失其形，滑嫩爽脆而不失其味。可见，苏菜十分适合养生保健。如莼菜鲈鱼烩，莼菜具有清热解毒、利水消肿的作用；鲈鱼则富含蛋白质和多种矿物质，具有健脾益肾的功效。此菜品适合水肿、小便不利、脾胃虚弱的人群食用。

5. 浙菜

浙菜即浙江菜，浙菜在口味上注重原汁原味，以清淡为主，略有甜味，尤其是杭帮菜，更以"清淡"为特色。浙菜的烹饪技法多样，包括炒、炖、蒸、煮等多种方式，其中以炒最为常见。炒制浙菜时，多采用大火快炒的方式以迅速锁住食材的营养成分，保持其鲜嫩口感；而蒸制浙菜则能够最大限度地保留食材的原汁原味和营养成分。如石斛猪肚鸡，石斛具有滋阴清热、益胃生津的功效，与猪肚、鸡肉一同炖煮，汤汁鲜美且营养丰富。

6. 闽菜

闽菜发源于福建福州闽县，历经中原汉族文化和闽越族文化的融合而形成。它以福州菜为基础，后又融合闽东、闽南、闽西、闽北、莆仙五地风味，形成了独特的菜系。闽菜口味以清鲜、和醇、荤香、多汤为主，擅以红糟、糖醋调味。其菜肴选料精细，刀工严谨；讲究火候，注重调汤；喜用佐料，口味多变。闽菜特别讲究汤的制作，素有"一汤十变"之称。闽菜还善于烹调药膳，利用草木药材、山珍海味，并将饮食与时令节气、养生防病相结合，形成了独具风土特色的美食。闽南地区的四神汤、姜母鸭、石鼓白鸭汤等都属药膳范畴，这些药膳菜肴不仅美味可口，而且具有一定的保健功效，深受人们喜爱。

7. 湘菜

湘菜又称湖南菜，早在汉朝就已经形成菜系，具有悠久的历史。湘菜制作精细，用料广泛，口味多变，品种繁多。色泽上油重色浓，讲求实惠；品味上注重香辣、香鲜、软嫩。湘菜历来重视原料互相搭配，滋味互相渗透，调味尤重酸辣。因地理位置的关系，湖南气候温和湿润，故人们多喜食辣椒，用以提神去湿。用酸泡菜做调料，佐以辣椒烹制出来的菜肴开胃爽口，深受青睐，成为独具特色的地方饮食习俗。

8. 徽菜

徽菜起源于南宋时期的古徽州（今安徽黄山一带），原是徽州山区的地方风味。随着历史的发展，徽菜逐渐融合了皖南、沿江、沿淮三种地方菜肴的特色，形成了现今的徽菜体系。徽菜以咸鲜为主，突出本味，讲究火功，注重食补。徽州地区自古以来注重食疗养生，通过日常饮食来调理身体、预防疾病。徽菜在发展过程中，充分吸收了新安医学的精髓，将食疗养生的理念融入菜品之中。如徽菜黄山炖鸽，以黄山特产的鸽子为主料，加入多种中药材如枸杞、红枣等一同炖制，具有滋补肝肾、益气养血的功效。

知识链接

老北京茯苓饼

　　茯苓饼又名茯苓夹饼，是北京的一种地方传统名点，属于滋补性药膳。相传，有一

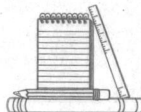

次慈禧太后患了病，不思饮食，绞尽脑汁，选来几味健脾开胃的中药，发现其中产于云贵一带的茯苓，味甘性平，且有益脾安神、利水渗湿的功效。于是，厨师们以松仁、桃仁、桂花、蜜糖为主要原料，配以适量茯苓粉，再用上等淀粉，摊烙成外皮，精工细作，制成夹心薄饼。慈禧太后食用后很满意，并常以此饼赏赐宫中大臣。因此，茯苓饼便成了当时宫廷中的名点。后来这种饼传入民间，成为京华风味小吃。

复习思考题

扫一扫，查阅
复习思考题
答案

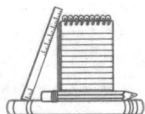

1. 何谓药食同源？试举例予以阐述。
2. 简述食物四气与五味各自的作用特点。
3. 简述常用中药植物调味品的作用与特点。
4. 简述茶的保健功能。
5. 举例描述我国主要传统节日和地区的饮食习俗。

第十二章 传统体育与中医药

【学习目标】

1. 熟悉具有代表性的中国传统体育运动的特点。
2. 了解具有代表性的传统体育项目与中医的关系。

第一节 气功与中医药

气功是一种独具风姿的优秀文化，是中医不可或缺的组成部分。气功自古以来就被人们作为一种"祛病延年"的重要手段，至今仍是一项具有民族特色的医疗保健运动。在古代文献中，气功又被称为养生、导引、吐纳、食气、行气、调息、胎息、禅定等。气功主要是把人的精神、形体和呼吸三者能动地结合起来，对人体的"真气"进行锻炼，以达到保健强身、延年益寿的目的。从有人类开始，人就能体验到气功态，就有一种自觉的气功活动。比如人在疲倦时打个哈欠或伸个懒腰，就会觉得舒服些，这其实就是气功的自然表现。一般来说，人们研究与探索的气功，并不是这样自然而然表现出来的调节人体机能的动作，而是非自觉地、有意识地为祛病健身而进行锻炼的气功。

一、气功简介

"气功"一词，起于晋代许逊《灵剑子》一书中的"道气功成"。今天我们所说的"气功"，是 20 世纪 50 年代确立的术语，是指一种以呼吸的调整、身体活动的调整和意识的调整（调息、调形、调心）为手段，以强身健体、防病治病、健身延年、开发潜能为目的的一种身心锻炼方法。

二、气功的流派与发展

气功种类繁多，主要分为动功和静功。动功是指以身体的活动为主的气功，如导引派以动功为主，特点是强调与意气相结合的肢体操作；而静功是指身体不动，只靠意识、呼吸的自我控制来进行的气功。大多数气功方法是动静相间的。

原始的气功是以"舞"的形式出现的。《吕氏春秋》记载："昔陶唐之始，阴多滞伏而湛积，水道壅塞，不行其源，民气郁瘀而滞着，筋骨瑟缩不达，故作舞以宣导之。"可见，在 4000 多年前的尧舜时期，人们已经知道采用"某些舞蹈"，即近似现代气功动功的某些动作，进行养生保健，强身健体。

春秋战国时期，诸子蜂起，百家争鸣，出现了多种练功的方法和理论，主要有道家、儒家、释家和俗家等。道家气功主张清静无为，运用"吐纳""导引""守神"的方法进行练功，其代表

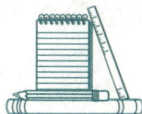

功法是华山十二睡功、彭祖导引法、内丹术等。儒家气功以静坐达到修身养性的目的，其代表功法有坐忘、心斋等。释家气功运用"戒、定、慧"等禅修方法，使精神止于一境，进而引发无漏的智慧，代表功法是天台宗的止观法，禅宗的禅定法、易筋经，密宗的三密瑜伽法等。俗家气功动作简单，容易掌握，流传广泛，比较安全，强身健体效果显著，其代表功法是八段锦、保健功等。

中华人民共和国成立后，20 世纪 60 年代和 80 年代先后两次掀起了全国气功热，气功组织和气功功法越来越多，而且气功逐渐走出国门，传播到许多国家和地区。21 世纪初，国家正式批准健身气功属于第 97 个传统体育项目，国家体育总局健身气功管理中心组织全国部分体育院校、中医院校的教授学者及民间气功养生专家，于 2002 年底编创了易筋经、五禽戏、六字诀、八段锦 4 种健身气功功法。

三、健身功法介绍

（一）六字诀

六字诀，即六字诀养生法，是我国古代流传下来的一种养生方法，为吐纳法。它是通过"呬、呵、呼、嘘、吹、嘻"六个字的不同发音口型，唇齿喉舌的用力不同，以牵动不动的脏腑经络气血的运行。它的特点是强化人体内部的组织功能，通过呼吸导引充分诱发和调动脏腑的潜在能力来抵抗疾病的侵袭，防止出现过早衰老。

（二）五禽戏

五禽戏是华佗创编的，是以模仿动物动作和神态为主要内容的组合动功。目前所能见到的较早载录"五禽戏"具体练法的文献，是南北朝时陶弘景所编撰的《养性延命录》。该书不但对五禽戏的具体步骤进行了描绘，而且提出了五禽戏的锻炼原则——"任力为之，以汗出为度"。后世医家、养生家根据"五禽戏"基本原理不断发展变化，创编了数以百计的"五禽戏"套路。

（三）八段锦

八段锦一般有八节，锦者，誉其似锦之柔和优美。八段锦分为南北两派。行功时动作柔和，多采用站式动作的，被称为南派，伪托梁世昌所传。动作多马步，以刚为主的，被称为北派，附会为岳飞所传。从文献和动作上考察，不论是南派还是北派，都同出一源。

四、气功与中医

气功是中国传统医药学的重要组成部分。《黄帝内经》对气功锻炼的方法、理论和治疗效果等内容都有记载。可见，早在春秋战国时期，气功已成为一种重要的医疗保健方法。

历代医家对气功都很重视，不仅在著作中有对气功的论述，而且许多名医本人也是气功实践家。如汉代张仲景在《金匮要略》中说："四肢才觉重滞，即导引吐纳，针灸膏摩，勿令九窍闭塞。"这里所说的"导引吐纳"，就是气功的一种方法。气功实践也为中医学提供了新的内容，如李时珍、张景岳等对奇经八脉和丹田命门理论的系统阐发，在很大程度上是建立在气功实践基础上的。气功强调对意念的运用，是对中医调神理论和情志学说的补充和发展。掌握气功心身同练的特点，有助于深入理解中医"形神合一""天人合一"的整体观。对气功作用机制的探讨，亦有益于对中医"气化论""精气神"理论和脏腑心理相关性等的深入认识。发掘整理气功，与中医疗法配合应用，如气功针灸、气功按摩等治疗方法能提高临床疗效，开拓新的治疗途径。

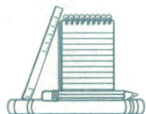

第二节　武术与中医药

中华武术源远流长，有着悠久的历史和广泛的群众基础，是中华民族在长期的生活与实践中，逐步积累和发展起来的一项宝贵文化遗产。武术的内容丰富多彩，形式多样，风格独特。它具有强身健体、防身自卫、锻炼意志、陶冶性情、竞技比赛、娱乐观赏、交流技艺、增进友谊的功能，是一项具有广泛社会价值和民族文化特色的传统体育项目。

一、武术的来历

武术一词来源于古人类之间自然搏击打斗方法的演变，由于人类对生存区域空间的争夺，从而形成了空手的搏击方法（拳术）和器械搏击（武术器械）的技术演变。不同时期对武术概念的表述不尽相同，它的内涵和外延是随着社会历史发展和武术本身的发展而变化的。春秋战国时称"技击"，汉代出现了"武艺"一词，并沿用至明末。清初又借用南朝《文选》中"偃闭武术"的"武术"一词，中华民国时称"国术"，中华人民共和国成立后仍沿用"武术"一词。

二、武术的分类与特点

中国传统武术分为内家拳和外家拳。"外家"和"内家"的武功概念源于黄宗羲的《王征南墓志铭》："少林以拳勇名天下，然主于搏人，人亦得而乘之。有所谓内家者，以静制动，犯者应手即仆，故别于少林为外家。"然而，近世少林拳家和一些武术研究者对此说持有不同看法，认为少林拳也是内外兼修的拳术。清代以后，特别是中华民国以来，民间将以太极拳、形意拳（心意、六合、意拳）、八卦掌、武当拳等为代表的武术称为内家拳。上述拳种以外的统称为外家拳，具有代表性的有少林拳、翻子拳、劈挂掌、洪拳、蔡李佛拳等。

（一）内家拳代表性拳术

1. 太极拳

太极拳源于道家哲学中"阴阳"的原理。根据阴阳对立统一观点，中医学认为人体也是一个有机整体，人体内部也充满阴阳对立关系，当人体阴阳平衡时，人体就处于健康状态。基于这一理念，太极拳可以平衡人体的阴阳，从而达到强身健体、延年益寿的目的，具有运用内力"以柔克刚"的特点，属于内家功法。太极拳是以传统儒、道哲学中的太极、阴阳辨证理念为核心思想，集颐养性情、强身健体、技击对抗等多种功能为一体，结合易学的阴阳五行之变化、中医经络学、古代的导引术和吐纳术，形成的一种内外兼修，柔和、缓慢、轻灵、刚柔相济的传统拳术。传统太极拳门派众多，常见的流派有陈式、杨式、武式、吴式、孙式、和式等。研究表明，长期练习太极拳对人体平衡性、灵活性及心血管健康都有益处，此外，太极拳还能减轻身体疼痛，缓解精神紧张，维持身体的健康状态。

2. 形意拳

形意拳是以三体式为基本姿势，以劈、崩、钻、炮、横五拳为基本拳法，并吸取了龙、虎、猴、马、鸡、鹞、燕、蛇、鹰、熊等12种动物的形象击法而组成的拳术，其运动特点是动作整齐简练、严密紧凑、发力沉着、朴实明快。

3. 八卦掌

八卦拳是一种以摆扣步为主，在走转中换招变势的拳术。它以单换掌、双换掌、顺势掌、

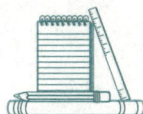

背身掌、翻身掌、磨身掌、三穿掌、回身掌等为基本八掌，步法变换以摆扣步为主，并包括推、托、带、领、搬、拦、截、扣等技法。其运动特点是沿圆走转、势势相连、身灵步活、随走随变。

（二）外家拳代表性拳术

1. 少林拳

少林拳派是武术中一个约定俗成的技术流派，其以少林寺传习的拳技为基础形成而得名。少林寺建于459年，坐落在嵩岳少室山。古代军旅武术和民间武术不断传入少林寺，形成了少林拳的基本成分，逐步形成了包括功法、套路和格斗三种运动形式的少林武术体系，在禅宗文化的影响下，演变成明清间已相对稳定成形的少林拳。

少林拳的特点是禅拳一体、神形一片、硬打快攻、齐进齐退。少林拳的动作整体表现为全身上下、内外协调一致，内容有拳术、技击、散打、气功和器械等。

2. 翻子拳

翻子拳是中国拳术之一，历史悠久。明代戚继光在其所著《纪效新书·拳经·捷要》中谈到翻子拳时，说它是"善之善者也"，对其赞誉备至。戚继光在他编著的32势中吸取了翻子拳的招法，并有数势流传至今，如"当头炮""拗鸾肘""顺鸾肘""旗鼓势"等。翻子拳最基本的套路是站桩翻，其次有萃八翻、轻手翻、掳手翻、健中翻等套路。此外，在河北、京津一带传习的还有六手翻、燕青翻、鹰爪翻等。翻子拳特有的器械有八步连环进手刀、绵战刀等。

3. 蔡李佛拳

为中国传统拳术中的南拳之一，相传为广东省新会京梅乡人陈享所传。他综合了蔡家拳、李家拳和佛家拳三家之长而形成一支新派，故名蔡李佛拳。蔡李佛拳套路繁多，内容丰富，手法着重攻防配合，步法灵活而稳健，发劲刚中带柔，讲究发声与动作的配合，要求发声以助威、发声以助势，动作舒展大方，拳路气势磅礴。

蔡李佛拳不仅在广东，而且在香港、澳门以及东南亚一带也较盛行。此拳手法以拳、掌、桥为主。步法和腿法有弓、马、虚、拐、撒、扭步和踢腿、横踩、后钉、单飞脚和箭腿等。其特点是快速灵活，柔中带刚，左右开弓，步法多变，具有勇猛、机智的风格。此拳共有49个套路，分初、中、高级。初级有四平桥、小梅花、截虎拳等；中级有平拳、八卦心等；高级有虎形、鹤形、醉七仙、佛拳等。

三、武术的健身作用

（一）提高素质，健体防身

系统进行武术训练，对速度、力量、灵巧、耐力、柔韧等身体素质要求较高，人体各部位几乎都参加运动，使人的身心都得到全面锻炼。实践证明，武术对外能利关节、强筋骨、壮体魄，对内能理脏腑、通经脉、调精神，还能提高人们克敌制胜和防身自卫的能力。

（二）强身健体，陶冶情操

武术不仅有健身和技击的价值，且富有浓郁的艺术色彩。在运动中攻与防、虚与实、刚与柔、开与合、快与慢、动与静、起与伏等交替变化，形成强烈的动感、均衡的势态、恰当的节奏、和谐的韵律，使人百看不厌。人们在武术演练中可以陶冶情操，提高修养。

（三）锻炼意志，培养品德

练武对意志品质的考验是多方面的，可以培养刻苦耐劳、砥砺精进的品质，锻炼勇敢无畏、坚韧不屈的战斗意志。武术在中国几千年绵延的历史中，一向注重礼仪，所谓"尚武崇德"。武

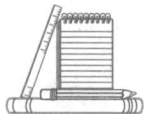

德包括尊师爱友、互教互学、以武会友、讲礼守信、见义勇为、不凌弱逞强等。

（四）竞技观赏，丰富生活

武术具有很高的观赏价值，无论是套路表演，还是散手比赛，都历来为人们所喜闻乐见，通过观赏，给人以启迪教育和乐趣。

（五）交流技艺，增进友谊

武术运动内涵丰富，技理相通，入门之后会有"艺无止境"之感。群众性的武术活动，便成为人们切磋技艺、交流思想、增进友谊的良好手段。

四、武术与中医

武术以中医理论为指导，并在技术中大量吸收中医医术，用之于养生和技击。如医术中的点穴、拿脉、解骨等被直接用于自卫与技击术中，"气以直养而无害""壮内以助其外"的方法则既被用于技击术中，更被用于养生与壮内。医理中的"凡经络皆有益于拳""五运六气司变化，武术得之自通神""内壮为本，以内促外，方为有本之学"等，都被广泛运用于武术运动。

武术根据中医理论摸索出一整套"固本保元"之法。中医理论认为，"肾为先天之本"，肾中精气的盛衰决定着机体的生、长、壮、老、已。因此，武术界十分重视对肾的锻炼，从而创造了"肾有久病功""金丹功""铁裆功"等功法，以达到强肾固本的目的。

此外，武术还根据四时气候变化，结合日、月、地相互运行的规律性变化，以中医理论为基础，安排进行各种传统功法的锻炼。

中医伤科与武术的密切结合，培养了一批将中医、气功、武术三大学术结合，集武功、文功、手功、药功四项功夫于一身的文武兼备的专业人才，形成了既有拳械、气功、伤科技艺，又有专著的少林派、武当派、峨眉派、昆仑派、茅山派的武医体系。历史上不乏武术家善医者、名中医善武者，如著名武术家兼伤科专家的王子平、郑怀贤、万籁声等。

武术与中医结合，创造了独特的中国养生、功夫按摩、武术伤科、伤科针灸、运动医药、练功疗法等技术成果，以及一大批有关的学术著述，如《跌打点穴残伤治疗法》《分筋卸骨断骨图翼》《跌打骨科学》等。

课堂互动

说说你知道的武术家的故事。

第三节　围棋与中医药

围棋，古代称为弈，是我国古人所喜爱的娱乐竞技活动，相传已有 4000 多年的历史。据《世本》所言，围棋为尧所造。晋朝张华在《博物志》中说："舜以子商均愚，故作围棋以教之。"尧、舜都是传说人物，其创造围棋之说不可信，但它反映了围棋起源之早。围棋是中华民族传统文化中的瑰宝，古人常以"琴棋书画"论及一个人的才华和修养，其中的棋指的就是围棋。

被人们形象地比喻为黑白世界的围棋，同时也是历史最悠久的一种棋戏。它将科学、艺术和竞技三者融为一体，有着发展智力、培养意志品质和机动灵活的战略战术思想意识等作用，体现了中华民族对智慧的追求。围棋几千年来长盛不衰，并逐渐发展成了一种国际性的文化竞

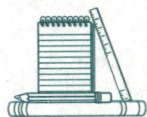

技活动。作为国粹，围棋和中医在思维方式上有很多相似性。

一、围棋发展简史

（一）春秋、战国时期

据《左传》记载，前559年，卫献公被卫国大夫宁殖等人驱逐出国。后来，宁殖的儿子又答应把卫献公迎回来。文子批评道："宁氏要有灾祸了，弈者举棋不定，不胜其耦，而况置君而弗定乎？"古人用"举棋不定"来比喻政治上优柔寡断，说明围棋在当时已成为人们常见的事物。

（二）秦汉、三国、两晋时期

秦统一后，有关围棋的活动鲜有记载，表明当时围棋发展仍比较缓慢。直至东汉中晚期，围棋活动才渐渐盛行，成为培养军人才能的重要工具。魏晋前后，围棋发生了一次重要变化，棋盘由17道发展为19道。

（三）南北朝时期

南北朝时期玄学兴起，文人学士以尚清谈为荣，因而弈风更盛，下围棋被称为"手谈"。上层统治者也无不雅好弈棋，他们以棋设官，建立"棋品"制度，对有一定水平的"棋士"，授予与棋艺相当的"品格"（等级）。当时的棋艺分为九品。

（四）隋唐及宋朝时期

随着隋朝对外的文化交流，围棋传到了朝鲜半岛和日本。唐宋时期，由于帝王们的喜爱以及其他各种原因，围棋得到了长足的发展，对弈之风遍及全国。

唐代"棋待诏"制度的实行，是围棋发展史上的一件大事。所谓棋待诏，就是唐翰林院中专门陪同皇帝下棋的专业棋手。当时，供奉内廷的棋待诏，都是经过严格考核后入选的，他们都具有一流的棋艺，故有"国手"之称。棋手的社会地位大幅提高，极大地推动了围棋的普及。这一时期还有一个重大变化，是围棋子已由过去的方形改为圆形。

（五）明清时期

明清两代，民间棋艺水平得到了迅速的提高，流派纷起，高手辈出。明代正德、嘉靖年间，形成了三个著名的围棋流派：一是以鲍一中（永嘉人）为冠的永嘉派，二是以程汝亮（新安人）为冠的新安派，三是以颜伦、李釜（北京人）为冠的京师派。在他们的带动下，围棋开始在市民阶层中发展起来，并涌现出了一批民间棋手。清代名手辈出，棋苑空前繁盛。清初，以过柏龄、盛大有、吴瑞澄诸为最。清康熙末到嘉庆初，弈学更盛，棋坛涌现出了一大批名家，其中梁魏今、程兰如、范西屏、施襄夏四人被称为"四大家"。

（六）近现代的发展

到了近代，围棋在日本蓬勃发展，中国的围棋逐渐被日本赶超。清朝后期，中国棋手和日本棋手之间已经有了一定的差距。中华人民共和国成立后，国家大力发展围棋事业，新一代围棋国手迅速成长起来，代表人物有陈祖德、聂卫平、马晓春、常昊等。20世纪80年代中后期，聂卫平在中日围棋擂台赛中创造了11连胜的纪录，取得了前3届中日擂台赛的胜利，也在神州大地掀起了新的围棋热。

二、围棋与中医

（一）整体性

整体性是中医思维的最突出特征，是中国传统养生保健文化重整体和谐的系统自然观在中医学中的体现，是中医学对人体疾病诊断、施治的出发点。围棋也讲究整体性，围棋子力的能

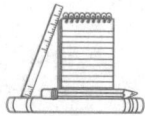

量和价值，既不是单独体现也不是预先设定的，而是通过子力的集合，即一粒棋子与其他棋子形成一定的结构，才能体现其能量和价值。围棋特别强调大局观，在实战中经常出现的弃子攻杀，便是围棋整体性的体现。

（二）平衡性

围棋的平衡包括攻与守的平衡、实地与外势的平衡。"中医"的"中"，也正是"平衡"与"中和"观念的最好阐释。《黄帝内经》说："阴平阳秘，精神乃治。"棋家云："高者在腹，中者在边，下者在角。"那么，高者何以在腹？其实这是棋者的大局观念，从全局上把握胜机，这和医家四时、五脏、阴阳、整体观念是一样的。为医者不能做头痛医头、脚痛医脚的庸医，要辨明阴阳、寒热、虚实等因素，综合治理。中医强身健体、治病救人，围棋则开发智力、锻炼情商，一个针对身体，一个针对精神。现代对健康的定义已经包含了身体健康和心理健康两个部分，身体与心理的平衡也是人类追求的目标。

（三）前瞻性

中医的前瞻性体现在"不治已病治未病"的思维方式上。"不治已病治未病"是早在《黄帝内经》中就已提出来的防病养生谋略，它包括未病先防、已病防变、已变防渐等多方面内容。这就要求人们不但要治病，而且要防病；不但要防病，而且要注意阻挡病变发生的趋势，并在病变未产生之前就想好能够采用的救急方法，这样才能掌握治疗疾病的主动权，达到"治病十全"的"上工之术"。

围棋纵横各19条直线，361个交叉点，变化之多无法想象。因此围棋中需要不断地预判，预判对手会怎么下，预判下一步棋局会怎么变化，而预判就包含了前瞻性的思维方式。

课堂互动

你会下围棋吗？说出几位你知道的知名围棋棋手姓名。

第四节 射艺与中医药

射艺是一份极其宝贵的中华文化遗产，孔子将其列入传统六艺。作为中华民族固有的弓箭文化体系，射艺在悠久的历史发展进程中形成了重德、崇礼、尚武的精神，其追求的"射以观德""射而不中，反求诸己"等理念，说明中华射艺不仅是追求结果的体育运动，更是通过射箭行为培养高尚道德情操的修身育人方式。

一、射艺的文化内涵

中国是世界上发明弓箭最早的国家之一，早在旧石器时代晚期就已经出现了石箭头。1963年，山西朔县的峙峪遗址发现一批石镞，经放射性碳素测定年代，距今有28900多年。弓箭自原始社会产生，到西周时演变为"六艺"之射艺，后成为冷兵器时代的主要作战武器。弓箭在中华几千年的文明交替中，不仅凸显了它工具性的用途，更是在不同的历史背景下形成了独具特质的射艺文化，进而具有多种社会功能。

在射艺习练时，要求身体端正、内心平静、用意灌注、力均平稳、神情安和，这些"正身""炼心"的技术要领恰好与中国传统哲学思想中的"正""中""静""仁""道""礼"等概念相符合。这样一来，射箭便逐渐融入了深厚的中华传统文化内涵。道家之神往，儒家之重礼，

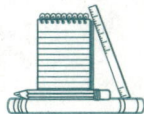

佛教之升华，使弓箭不再是冰冷无情的工具，而是赋予其风度与意境，形成了中国特有的传统弓箭文化。因此，射箭运动不仅可以向当代中国人展示历史文化，更有助于当代中国人身心和谐发展。

二、射艺的历史演变

（一）上古、殷商时期

《易·系辞》记载了黄帝时期制作弓矢的过程。黄帝与蚩尤大战的神话中弓箭无所不在的身影，反映了弓箭在作战中的重要作用。其后，石制的箭头被金属箭头代替，藤蔓制的弓弦被动物皮筋代替，弓箭的射程变得更远。商末，射礼开始有了雏形，堪称我国射箭史的第一次重大飞跃。它赋予了弓箭元功能之外的价值，使弓箭突破了"射杀"的桎梏，完成了从"射箭"到"射艺"的升华。

（二）春秋战国时期

春秋时期，在儒家思想的影响下，射礼成为"君子"的必修课，射艺由竞技比赛演变为道德修养的竞赛，成为儒家所追寻的周文化的道德外形。战国时代，七雄争霸，在危机中思变的赵武灵王推行"胡服骑射"，不仅扭转了本国劣势，而且在军事技术、服饰搭配、娱乐休闲等方面，为射艺的延展提供了可能，甚至为后朝开科取士提供了重要科目依据。

（三）两汉、魏晋南北朝时期

两汉时期，弓箭的制作出现了专业化、标准化趋势。射艺参与者的范围得到扩大，上至天子下至平民都参与习射。在西北边郡形成了带有竞技性质的秋射制度，这是两汉时期射艺发展最重要的标志。魏晋南北朝，北方连年战乱，民众大批南迁，官办学校在混乱中自顾不暇，家族传承成为射艺发展的主要推动力。正如陈寅恪在《崔浩与寇谦之》一文中所说："是以地方之大族盛门乃为学术文化之所寄托。"在长达四百年的动荡中，南北射艺的差异也逐步显现，北方射艺主要为军事斗争服务，南方则倾向于为娱乐休闲服务。

（四）唐宋时期

唐宋时期，射艺成为武举制度中的核心考试科目。唐朝的"大射礼"和宋朝的"大射仪"延续了射艺作为体育活动而同时兼有礼仪教化功能的特点。欧阳修九射格的发明，增加了与射艺有关的娱乐活动。弓箭社在苏轼的支持下，为国家边防作出了巨大贡献。这一时期的射艺也逐渐走向周边国家。据《日本书纪》记载，在唐太宗贞观年间，日本派来的遣唐使将中国的射礼活动引入日本。高丽则是将中国的武科考试"骑射""步射"几乎原封不动地搬了过去。

（五）元明清时期

元明清时期，各朝统治者高度重视射艺，除了常规的军队必备技能，明朝射艺保持了儒家文化特质。元、清两朝统治者作为马背上的民族，骑射更是重中之重，射猎便是游牧文化的特质。但为了巩固统治，元代和清代统治者都在竭力限制汉人习射，使得汉人的射艺更多地朝着健身娱乐的方向发展。

（六）近现代

20世纪，中华民国政府曾在1933年和1935年举行的全国运动会中，将射箭作为比赛的正式项目。新中国成立后，全国性的射箭比赛数不胜数，我国射箭项目上的运动健儿也在各类国际赛事中取得优异成绩。

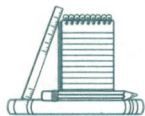

三、射艺与中医药

　　射艺作为中华优秀传统文化的重要组成部分，是对中华民族长期实践经验的不断积累和总结，并且在发展过程中具备了中华文化和中医药文化的双重内涵。射艺的养生属性，也成为中华传统射艺体育健身体系的重要组成部分。

　　几乎所有的传统养生运动都有一个共同点，即兼顾人体内外的双向调节，简而言之，所谓"外练筋骨皮，内练一口气"。射艺作为一项相对缓和的运动，除磨炼技术、射中目标之外，还能够调整人体脏腑功能，以达到改善整体生命系统的目的。

　　无论是传统医学，还是传统哲学，中国古人对世界的认识皆从阴阳开始。射艺养生作用的根本道理同样起自阴阳。若将运动系统作为阴，那么人体的精神、脏腑就是阳。想达到养生的目的，人们就必须达到各方面阴阳的平衡，也就是整体各部分的和谐。传统射艺一再强调对心性、思想境界的锤炼，用意即在于此。《素问·阴阳应象大论》中说："暴怒伤阴，暴喜伤阳。厥气上行，满脉去形。"相对于四肢肌肉的健康状态来说，情志对健康的影响更为明显，情志过极皆能伤人于内。人们可以通过射艺不断磨炼自己的意志，平复自己的心境，升华自身的品格，以达到波澜不惊的状态，最大程度避免受到情绪的影响，以保证脏腑的正常运作，从而改善整个身体的气血循环，达到养生的目的。

课堂互动

你认为中华射艺在现阶段是否得到了很好的传承？如果你是医学生，能为它做些什么？

复习思考题

1. 简述几种有代表性的中国传统体育运动。
2. 浅谈武术运动的作用。
3. 谈谈武术与中医的关系。

扫一扫，查阅
复习思考题
答案

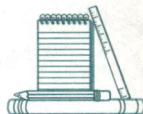

主要参考书目

［1］李经纬，林昭庚.中国医学通史·古代卷［M］.北京：人民卫生出版社，2000.

［2］陈振.宋史［M］.上海：上海人民出版社，2003.

［3］李如辉.发生藏象学［M］.北京：中国中医药出版社，2003.

［4］黄元御.四圣心源［M］.上海：中国医药科技出版社，2004.

［5］贾成祥.中国传统文化概论［M］.北京：人民军医出版社，2005.

［6］李时珍.本草纲目［M］.北京：人民卫生出版社，2005.

［7］张大庆，和中浚.中外医学史［M］.北京：中国中医药出版社，2005.

［8］孙广仁.中医基础理论［M］.北京：中国中医药出版社，2007.

［9］张大庆.医学史十五讲［M］.北京：北京大学出版社，2007.

［10］王旭东.中医文化导读［M］.北京：高等教育出版社，2007.

［11］张印生.孙思邈医学全书［M］.北京：中国中医药出版社，2009.

［12］曲黎敏.中医与传统文化［M］.北京：人民卫生出版社，2009.

［13］王峰.汉字到汉字文化［M］.北京：民族出版社，2009.

［14］张其成.中国传统文化概论［M］.北京：人民卫生出版社，2009.

［15］郑全.葛洪研究［M］.北京：宗教文化出版社，2010.

［16］郑洪新，吉文辉.中医药文化基础［M］.北京：中国中医药出版社，2011.

［17］陈帮贤.中国医学史［M］.北京：团结出版社，2011.

［18］巢元方.诸病源候论［M］.北京：中国医药科技出版社，2011.

［19］葛洪.肘后备急方［M］.天津：天津科学技术出版社，2011.

［20］张效霞.医海探骊：中国医学史研究新视野［M］.北京：中医古籍出版社，2012.

［21］高永平.图解易经［M］.南昌：江西科学技术出版社，2012.

［22］常存库，张成博.中国医学史［M］.北京：中国中医药出版社，2012.

［23］沐言非.诗经 楚辞［M］.北京：中国华侨出版社，2013.

［24］王庆其.《黄帝内经》文化专题研究［M］.上海：复旦大学出版社，2014.

［25］刘更生.中国文化概论［M］.北京：中国中医药出版社，2016.

［26］亓曙冬.西医东渐史话［M］.北京：中国中医药出版社，2016.

［27］毛嘉陵.中国中医药文化传播发展报告［M］.北京：社会科学文献出版社，2016.

［28］张伯礼，陈传宏.中国现代化二十年［M］.上海：上海科学技术出版社，2016.

［29］金虹.中医药历史文化基础［M］.北京：中国中医药出版社，2018.

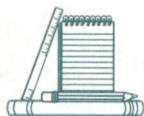

教材目录

注：凡标☆者为"十四五"职业教育国家规划教材。

序号	书 名	主 编		主编所在单位	
1	医古文	刘庆林	江 琼	湖南中医药高等专科学校	江西中医药高等专科学校
2	中医药历史文化基础	金 虹		四川中医药高等专科学校	
3	医学心理学	范国正		娄底职业技术学院	
4	中医适宜技术	肖跃红		南阳医学高等专科学校	
5	中医基础理论	陈建章	王敏勇	江西中医药高等专科学校	邢台医学院
6	中医诊断学	王农银	徐宜兵	遵义医药高等专科学校	江西中医药高等专科学校
7	中药学	李春巧	林海燕	山东中医药高等专科学校	滨州医学院
8	方剂学	姬水英	张 尹	渭南职业技术学院	保山中医药高等专科学校
9	中医经典选读	许 海	姜 侠	毕节医学高等专科学校	滨州医学院
10	卫生法规	张琳琳	吕 慕	山东中医药高等专科学校	山东医学高等专科学校
11	人体解剖学	杨 岚	赵 永	成都中医药大学	毕节医学高等专科学校
12	生理学	李开明	李新爱	保山中医药高等专科学校	济南护理职业学院
13	病理学	鲜于丽	李小山	湖北中医药高等专科学校	重庆三峡医药高等专科学校
14	药理学	李全斌	卫 昊	湖北中医药高等专科学校	陕西中医药大学
15	诊断学基础	杨 峥	姜旭光	保山中医药高等专科学校	山东中医药高等专科学校
16	中医内科学	王 飞	刘 菁	成都中医药大学	山东中医药高等专科学校
17	西医内科学	张新鹍	施德泉	山东中医药高等专科学校	江西中医药高等专科学校
18	中医外科学☆	谭 工	徐迎涛	重庆三峡医药高等专科学校	山东中医药高等专科学校
19	中医妇科学	周惠芳		南京中医药大学	
20	中医儿科学	孟陆亮	李 昌	渭南职业技术学院	南阳医学高等专科学校
21	西医外科学	王龙梅	熊 炜	山东中医药高等专科学校	湖南中医药高等专科学校
22	针灸学☆	甄德江	张海峡	邢台医学院	渭南职业技术学院
23	推拿学☆	涂国卿	张建忠	江西中医药高等专科学校	重庆三峡医药高等专科学校
24	预防医学☆	杨柳清	唐亚丽	重庆三峡医药高等专科学校	广东江门中医药职业学院
25	经络与腧穴	苏绪林		重庆三峡医药高等专科学校	
26	刺法与灸法	王允娜	景 政	甘肃卫生职业学院	山东中医药高等专科学校
27	针灸治疗☆	王德敬	胡 蓉	山东中医药高等专科学校	湖南中医药高等专科学校
28	推拿手法	张光宇	吴 涛	重庆三峡医药高等专科学校	河南推拿职业学院
29	推拿治疗	唐宏亮	汤群珍	广西中医药大学	江西中医药高等专科学校

序号	书名	主编		主编所在单位	
30	小儿推拿	吕美珍	张晓哲	山东中医药高等专科学校	邢台医学院
31	中医学基础	李勇华	杨 频	重庆三峡医药高等专科学校	甘肃卫生职业学院
32	方剂与中成药☆	王晓戎	张 彪	安徽中医药高等专科学校	遵义医药高等专科学校
33	无机化学	叶国华		山东中医药高等专科学校	
34	中药化学技术	方应权	赵 斌	重庆三峡医药高等专科学校	广东江门中医药职业学院
35	药用植物学☆	汪荣斌		安徽中医药高等专科学校	
36	中药炮制技术☆	张昌文	丁海军	湖北中医药高等专科学校	甘肃卫生职业学院
37	中药鉴定技术☆	沈 力	李 明	重庆三峡医药高等专科学校	济南护理职业学院
38	中药制剂技术	吴 杰	刘玉玲	南阳医学高等专科学校	娄底职业技术学院
39	中药调剂技术	赵宝林	杨守娟	安徽中医药高等专科学校	山东中医药高等专科学校
40	药事管理与法规	查道成	黄 娇	南阳医学高等专科学校	重庆三峡医药高等专科学校
41	临床医学概要	谭 芳	向 军	娄底职业技术学院	毕节医学高等专科学校
42	康复治疗基础	王 磊		南京中医药大学	
43	康复评定技术	林成杰	岳 亮	山东中医药高等专科学校	娄底职业技术学院
44	康复心理	彭咏梅		湖南中医药高等专科学校	
45	社区康复	陈丽娟		黑龙江中医药大学佳木斯学院	
46	中医养生康复技术	廖海清	艾 瑛	成都中医药大学附属医院针灸学校	江西中医药高等专科学校
47	药物应用护理	马瑜红		南阳医学高等专科学校	
48	中医护理	米健国		广东江门中医药职业学院	
49	康复护理	李为华	王 建	重庆三峡医药高等专科学校	山东中医药高等专科学校
50	传染病护理☆	汪芝碧	杨蓓蓓	重庆三峡医药高等专科学校	山东中医药高等专科学校
51	急危重症护理☆	邓 辉		重庆三峡医药高等专科学校	
52	护理伦理学☆	孙 萍	张宝石	重庆三峡医药高等专科学校	黔南民族医学高等专科学校
53	运动保健技术	潘华山		广东潮州卫生健康职业学院	
54	中医骨病	王卫国		山东中医药大学	
55	中医骨伤康复技术	王 轩		山西卫生健康职业学院	
56	中医学基础	秦生发		广西中医学校	
57	中药学☆	杨 静		成都中医药大学附属医院针灸学校	
58	推拿学☆	张美林		成都中医药大学附属医院针灸学校	